Yann Deleurant

Les maladies bulleuses en médecine dentaire

Yann Deleurant

Les maladies bulleuses en médecine dentaire

Physiophatogénie - diagnostic - prise en charge

Presses Académiques Francophones

Impressum / Mentions légales
Bibliografische Information der Deutschen Nationalbibliothek: Die Deutsche Nationalbibliothek verzeichnet diese Publikation in der Deutschen Nationalbibliografie; detaillierte bibliografische Daten sind im Internet über http://dnb.d-nb.de abrufbar.
Alle in diesem Buch genannten Marken und Produktnamen unterliegen warenzeichen-, marken- oder patentrechtlichem Schutz bzw. sind Warenzeichen oder eingetragene Warenzeichen der jeweiligen Inhaber. Die Wiedergabe von Marken, Produktnamen, Gebrauchsnamen, Handelsnamen, Warenbezeichnungen u.s.w. in diesem Werk berechtigt auch ohne besondere Kennzeichnung nicht zu der Annahme, dass solche Namen im Sinne der Warenzeichen- und Markenschutzgesetzgebung als frei zu betrachten wären und daher von jedermann benutzt werden dürften.

Information bibliographique publiée par la Deutsche Nationalbibliothek: La Deutsche Nationalbibliothek inscrit cette publication à la Deutsche Nationalbibliografie; des données bibliographiques détaillées sont disponibles sur internet à l'adresse http://dnb.d-nb.de.
Toutes marques et noms de produits mentionnés dans ce livre demeurent sous la protection des marques, des marques déposées et des brevets, et sont des marques ou des marques déposées de leurs détenteurs respectifs. L'utilisation des marques, noms de produits, noms communs, noms commerciaux, descriptions de produits, etc, même sans qu'ils soient mentionnés de façon particulière dans ce livre ne signifie en aucune façon que ces noms peuvent être utilisés sans restriction à l'égard de la législation pour la protection des marques et des marques déposées et pourraient donc être utilisés par quiconque.

Coverbild / Photo de couverture: www.ingimage.com

Verlag / Editeur:
Presses Académiques Francophones
ist ein Imprint der / est une marque déposée de
OmniScriptum GmbH & Co. KG
Heinrich-Böcking-Str. 6-8, 66121 Saarbrücken, Deutschland / Allemagne
Email: info@presses-academiques.com

Herstellung: siehe letzte Seite /
Impression: voir la dernière page
ISBN: 978-3-8381-4555-6

Zugl. / Agréé par: Genève, Université de Genève, Diss., 2005

Copyright / Droit d'auteur © 2014 OmniScriptum GmbH & Co. KG
Alle Rechte vorbehalten. / Tous droits réservés. Saarbrücken 2014

Résumé

Les maladies bulleuses regroupent des affections diverses, de morbidité variable. Les principales maladies bulleuses comportent des lésions buccales qui peuvent précéder les lésions cutanées de plusieurs mois (pemphigus vulgaire…) ou rester confinées à la muqueuse buccale (pemphigoïde cicatricielle…).

Dans la cavité buccale, on rencontre rarement des bulles intactes. En général, on observe des ulcérations post-bulleuses et l'examen clinique permet assez souvent de préciser le siège du décollement et la nature de la maladie bulleuse.

En quelques années, la biologie moléculaire a permis d'élucider en grande partie la physiopathogénie des maladies bulleuses, laissant entrevoir des traitements mieux ciblés et plus efficaces.

Ce travail constitue une mise au point sur les maladies bulleuses car l'expérience montre que leurs manifestations buccales sont souvent ou longtemps méconnues. Cette mise au point a été réalisée dans un esprit didactique et présentée de façon attrayante (Cdrom) afin de sensibiliser un peu plus les étudiants et les confrères.

« Parce que les nouvelles méthodes de traitement sont bonnes, cela ne signifie pas que les anciennes étaient mauvaises : sinon, nos honorables et respectueux ancêtres n'auraient pas guéri de leurs traitements, et nous ne serions pas ici aujourd'hui. »

Confucius

« *L'expérience* est une lanterne attachée dans notre dos, qui n'éclaire que le chemin parcouru. »

Confucius

Après ce petit interlude philosophique il m'est indispensable de dire MERCI…

…à mes parents qui m'ont permis de faire ces études de médecine dentaire et qui m'ont soutenu durant toutes ces années d'études.

…au Professeur Jacky Samson, qui a fait preuve d'une extrême disponibilité durant la rédaction de cette thèse ; Les premières lignes sont toujours faciles à écrire, c'est seulement après la MLX^{ième} relecture que l'on comprend enfin l'étendue de la tâche.

…je tiens aussi à remercier le docteur Denis Vergain qui a été mon mentor et mon directeur adjoint pour cette thèse, un tout grand MERCI!

Table des matières

1. Introduction — 1
2. Historique — 3
3. Physiopathogénie — 4
   - 3.1 Structure de la peau — 4
   - 3.2 Structure la muqueuse buccale — 5
   - 3.3 Moyens de cohésion cellulaire — 5
   - 3.4 Molécules d'adhésion — 6
   - 3.5 Liaisons moléculaires — 7
     - 3.5.1 Dans les desmosomes — 7
     - 3.5.2 Dans les jonctions adhérentes — 8
   - 3.6 Systèmes d'adhésion dermo-épidermique (chori-épithéliale) — 9
     - 3.6.1 Filaments intermédiaires — 10
     - 3.6.2 Hémidesmosomes — 10
     - 3.6.3 Filaments d'ancrage dermique — 13
     - 3.6.4 Fibrilles d'ancrage — 13
   - 3.7 Mécanisme de formation des bulles et différents types de bulles — 14
     - 3.7.1 Bulles intra-épithéliales — 15
     - 3.7.2 Bulles sous-épithéliales — 16
4. Aspect clinique des différentes maladies bulleuses et leur étiologie — 16
5. Diagnostic positif et diagnostic différentiel — 25
6. Traitement — 26
   - 6.1 Traitement local — 26
     - 6.1.1 Soins d'hygiène bucco-dentaire — 26
     - 6.1.2 Traitement topique — 26
   - 6.2 Traitement systémique — 27
     - 6.2.1 Traitement symptomatique — 27
     - 6.2.2 Traitement étiologique — 27
7. Présentation de cas — 30
8. Conclusion — 52
9. Glossaire — 53
10. Bibliographie — 54

1 Introduction

Dans les maladies bulleuses, la lésion élémentaire intéresse principalement le revêtement cutanéo-muqueux et souvent la muqueuse buccale [84, 85]. On peut observer :

- des bulles intra-épithéliales, où le décollement siège à un niveau variable dans le revêtement cutanéo-muqueux et la membrane basale n'est pas touchée [83].
- des bulles sous-épithéliales, où le décollement siège entre le derme (ou le chorion) superficiel et la membrane basale [83].

L'étiologie des maladies bulleuses peut être :

- auto-immune, avec des dépôts composés d'auto-anticorps [62] dirigés contre certains constituants assurant la cohésion des cellules épithéliales (pemphigus...) ou contre des éléments de la jonction dermo-épidermique (JDE) (ou chorio-épithéliale) (pemphigoïde bulleuse, pemphigoïde cicatricielle...) [73, 75, 82]. Ces maladies sont habituellement regroupées sous le terme de dermatoses bulleuses auto-immunes (DBAI) [12].

- non auto-immune, avec des lésions concernant également l'épithélium, la membrane basale et le derme (ou le chorion) superficiel (érythème polymorphe, syndrome de Stevens-Johnson, syndrome de Lyell ...).

Depuis quelques années, la connaissance de la physiopathogénie des DBAI a beaucoup progressé [80]. Les DBAI ne sont plus considérées comme uniquement secondaires à une destruction des éléments intervenant dans les zones de cohésion [6] par des auto-anticorps car elles peuvent être aussi dues à une altération de la fonction d'adhésion des protéines [31, 58], induite par la fixation des auto-anticorps sur leur(s) site(s) antigénique(s) [22, 23].

Dans les principales DBAI, les antigènes épithéliaux cibles ont été identifiés (Tab.1) [16, 70]. La séquence des gènes codant pour les protéines et la détermination partielle des épitopes reconnus par les auto-anticorps sur chacune des protéines cibles de la réaction auto-immune ont fait l'objet récemment de nombreux travaux qui montrent que :

- l'altération de la fonction des desmosomes entraîne une perte de l'adhésion interkératinocytaire se traduisant histologiquement par une acantholyse [70], aboutissant cliniquement à la formation de bulles intra-épithéliales. Ces différentes affections constituent le groupe des pemphigus auto-immuns.

- l'altération du système d'adhésion de la JDE (ou jonction chorio-épithéliale) et/ou des hémidesmosomes (HD) est responsable de la formation de bulles sous-épidermiques (et sous-épithéliales). Ce groupe qui correspond au DBAI de la JDE (ou jonction chorio-épithéliale) comprend la pemphigoïde bulleuse, la pemphigoïde gravidique (herpes gestationis), la pemphigoïde cicatricielle, la dermatite herpétiforme, la dermatose à IgA linéaires, l'épidermolyse bulleuse acquise, le lupus érythémateux bulleux. Les études en microscopie électronique et biologie moléculaire [44, 67, 90] ont permis de caractériser les antigènes cibles, leur localisation et les facteurs déclenchants ou favorisants ces différentes DBAI.

Maladies	Antigène(s) cible(s)	Poids moléculaire (kD)	Localisation des dépôts d'anticorps
Pemphigus vulgaire	Dsg 3 Dsg 1	130 165	Desmosomes (extracellulaires)
Pemphigus superficiel	Dsg 1	165	Desmosomes (extracellulaires)
Pemphigus paranéoplasique	DP I-II Envoplakine Périplakine Plectine (HD1) Dsg 1 Dsg 3 BP230	250 / 210 210 190 500 165 130 230	Desmosomes (extra- et intracellulaires) Hémidesmosomes
Pemphigoïde bulleuse	BP 230 BP 180	230 180	Hémidesmosomes / filaments d'ancrage Lamina lucida
Pemphigoïde gravidique	BP 180	180	Filaments d'ancrage Lamina lucida
Pemphigoïde cicatricielle	BP 230 BP 180 LAD-1 Laminine 5 $\alpha_6\beta_4$	230 180 97 / 120 120 / 220	Hémidesmosomes (plaque) Hémidesmosome (hémidesmoglée) Hémidesmosome (hémidesmoglée) Filaments d'ancrage Hémidesmosomes
Epidermolyse bulleuse acquise	Collagène VII	290	Fibrilles d'ancrage
Dermatose à IgA linéaire	LAD-1 BP 180 / BP 230 Collagène VII	97 / 120 180 / 230 290	Hémidesmosomes / fibrilles d'ancrage Lamina lucida et sous la lamina densa
Lupus érythémateux bulleux	Collagène VII	290	Fibrilles d'ancrage

Tableau 1 - Principales DBAI de la muqueuse buccale (d'après [13, 42, 84]).
Dsg = desmogléine ; DP = desmoplakine ; PB = pemphigoïde bulleuse ; LAD-1 = linear IgA bullous dermatosis autoantigen 1

Il existe un terrain génétique prédisposant pour le développement d'un pemphigus, ou de toute autre DBAI, induit par des facteurs exogènes (médicamenteux ou environnementaux) [63, 81]. Le pemphigus médicamenteux est en général de type superficiel et ne régresse pas systématiquement après l'arrêt du médicament inducteur (D-pénicillamine, captopril...) [7, 18]. Le pemphigus paranéoplasique [5, 13, 33, 76], maladie rare, le plus souvent associé à une hémopathie, est secondaire au développement de plusieurs auto-anticorps, principalement des auto-anticorps dirigés contre des plakines (desmoplakine, plectine, envoplakine, périplakine...), des auto-anticorps contre les desmogléines 1 et 3 et les composants des hémidesmosomes (BP 230) [5, 13].

2   Historique

Dans l'histoire des maladies bulleuses [26], on observe une succession de changements de nom et de conception, liés avant tout à une meilleure compréhension de la pathogénie favorisée par l'amélioration des moyens techniques d'investigation ; leur classification ont subi une évolution parallèle.
Les premières études détaillées sur les maladies bulleuses datent de la fin du XIXème siècle, époque où l'on a commencé à s'intéresser à l'aspect clinique des bulles. Le terme de pemphigus initialement utilisé comme synonyme de bulle, a par la suite désigné l'ensemble des maladies bulleuses ; celui d'impétigo étant réservé pour les diverses dermatoses vésiculo-pustuleuses et ulcéro-croûteuses. En 1884, Durhing propose d'isoler la dermatite herpétiforme des pemphigus car, bien qu'ayant une évolution chronique, elle n'est pas fatale ; elle se différencie également de l'érythème polymorphe qui a une évolution aiguë. Cette conception est combattue par les partisans de la théorie uniciste des maladies bulleuses ; ces derniers s'opposent longtemps aux partisans de la théorie dualiste. Quelques années plus tard, Brocq va compléter progressivement, avec des travaux s'étalant sur une longue période (1888-1900), la description de la dermatite herpétiforme en insistant sur son polymorphisme (très nombreux tableaux cliniques rencontrés à tout âge) et isoler la forme à grosses bulles. La démarche de Brocq, qui semble dans un premier temps introduire de nouveau la confusion, aboutit au démembrement de la dermatite herpétiforme en distinguant deux entités : la maladie de Durhing-Brocq à petites bulles (type herpétiforme) qui deviendra la dermatite herpétiforme dans sa forme actuelle et la maladie de Durhing-Brocq à grosses bulles (type pemphigoïde) qui donnera le groupe des pemphigoïdes dominé par la pemphigoïde bulleuse. Pendant cette période, on décrit aussi en détail l'évolution du toit de la bulle et de son contenu. Par exemple, dans l'impétigo de Tilbury-Fox, on observe une lésion débutante caractérisée par une bulle de petite dimension, un peu flasque, claire, transparente, à contour irrégulier, évoluant en quelques heures vers une bulle tendue, à contenu floconneux.

Avec l'utilisation du terme pemphigoïde (terme issu du grec pemphix qui signifie bulle et eidos qui signifie trouble), on a vu apparaître la première classification des maladies bulleuses. On s'efforçait de distinguer les bulles superficielles, les pemphigus, de celles qui sont plus profondes, les pemphigoïdes. La chronicité a été également utilisée comme élément pour différencier les maladies bulleuses : par exemple, on a opposé la maladie de Duhring-Brocq d'évolution chronique au pemphigus vulgaire ou à l'érythème polymorphe ayant tous les deux des phases d'activité aiguë. La notion de prurit a été également utilisée pour différencier les maladies bulleuses. Peu à peu, la taille de la bulle, son aspect et les signes d'accompagnement n'ont plus constitué les seuls éléments d'évaluation : ce sont principalement les travaux histopathologiques de A. Civatte qui ont amené cette évolution car ils ont permis, en précisant le niveau du décollement, de différencier les différentes maladies bulleuses.

Pendant plusieurs décennies, on disposait seulement d'éléments cliniques et histopathologiques, puis les derniers progrès techniques (microscopie électronique, immunofluorescence ...) et scientifiques (biologie moléculaire...) ont permis d'élucider le mécanisme de formation des bulles et de mieux comprendre leurs différents aspects cliniques.

Malgré ces progrès, l'examen clinique endo-buccal garde toute son importance car il est souvent suffisant pour orienter vers le diagnostic de bulle alors que presque toujours la bulle a déjà disparu. Cette orientation diagnostique permet d'effectuer d'emblée les examens complémentaires nécessaires pour confirmer le diagnostic de maladie bulleuse et préciser la nature exacte de l'affection.

3 Physiopathogénie

3.1 Structure de la peau

L'épiderme et le derme, séparés par la membrane basale, constituent le revêtement cutané qui repose sur l'hypoderme. D'origine ectodermique, l'épiderme est un épithélium de type malpighien, pavimenteux, pluristatifié, recouvert d'orthokératine, composé de kératinocytes, de mélanocytes et de cellules de Langerhans [1]. Les kératinocytes jouent un rôle important dans la résistance de la barrière cutanéo-muqueuse ; cette barrière constitue une protection contre les agents chimiques, thermiques et infectieux [3, 87]. Ils sont répartis en plusieurs couches et ils ont une morphologie qui varie avec leur stade de différenciation. De la profondeur à la surface, on observe [1, 26, 27, 28] :

- la lame ou la membrane basale qui constitue l'interface entre l'épithélium et le derme, forme une fine couche fortement colorée par le PAS (acide périodique de Schiff) [64].

- l'assise basale (ou stratum germinatum) accolée à la membrane basale, composée d'une ou deux couches de cellules cubiques, palissadiques, avec un noyau basophile, fortement chromatique. Elle assure le renouvellement de l'épiderme et présente physiologiquement quelques mitoses.

- le corps muqueux de Malpighi (ou stratum spinosum) formé de cellules polyédriques (5 à 20 assises) qui, en perdant progressivement leur basophilie, s'aplatissent parallèlement à la surface, au cours de leur ascension vers la surface épithéliale. Les cellules sont reliées entre elles par des ponts d'union, les desmosomes [20, 21, 25, 34, 35, 36, 53].

- la couche granuleuse (ou stratum granulosum) est composée de 1 à 4 assises de cellules aplaties avec un noyau présentant des signes de dégénérescence et un cytoplasme contenant des grains de kératohyaline ; les ponts d'union disparaissent progressivement.

- la couche cornée (ou stratum corneum), d'épaisseur variable, a un aspect feuilleté dû à l'empilement de nombreuses lamelles formées de cellules kératinisées et aplaties. Toute trace de ponts d'union et de noyau a disparu (orthokératinisation), et des lamelles de kératine se détachent en formant des petits lambeaux composés des restes de plusieurs cellules (desquamation).

Le derme, d'origine endodermique, est une structure conjonctive lâche, riche en fibres de collagène, avec des fibres élastiques et des fibroblastes distribués de façon éparse. En outre, celui-ci comporte de nombreux vaisseaux sanguins et lymphatiques, des nerfs et des terminaisons nerveuses sensitives, libres et corpusculaires, et des annexes cutanées (follicules pilosébacés et glandes sudoripares), dérivées de l'épiderme, et qui plongent dans le derme. L'interface entre l'épiderme et le derme constitue la JDE [1, 26, 27, 28]. L'interaction des kératinocytes de la couche basale et des fibres du derme superficiel assure la stabilité de la JDE ; cette dernière permet l'ancrage de l'épiderme sur le derme et forme une barrière - la lame basale - qui empêche le passage des cellules et des molécules de plus de 40 kD.

L'hypoderme est constitué par du tissu adipeux, séparé en lobules par des travées conjonctivo-élastiques lâches ; il assure la jonction entre la peau et les structures plus profondes comme les aponévroses, les muscles ou le périoste.

3.2 Structure de la muqueuse buccale

Elle est constituée en surface par un épithélium de type malpighien, séparé du chorion sous-jacent par la membrane basale. L'épithélium de la muqueuse buccale présente quelques particularités [1, 26, 27, 28] :

- un corps muqueux de Malpighi plus épais que celui de l'épiderme.
- une absence de couche granuleuse à l'état normal.
- les cellules des couches superficielles s'aplatissent et se kératinisent, tandis que leur noyau devient pycnotique, sans toutefois disparaître complètement. Elles desquament une par une et non en formant des petits lambeaux pluricellulaires comme celles de l'épiderme.
- la demi-muqueuse des lèvres (vermillon ou zone de Klein) présente un état intermédiaire entre la muqueuse buccale et le revêtement cutané.

3.3 Moyens de cohésion cellulaire

L'observation au microscope électronique, en coupe fine ou par cryofracture, a permis de mettre en évidence des zones de jonction entre les cellules, et entre les cellules et la matrice extracellulaire. Ces jonctions peuvent être classées en trois groupes fonctionnels [1, 58] :

- les jonctions étanches (jonctions serrées ou tight junctions) assurent la cohésion cellulaire et l'étanchéité entre les kératinocytes. Leur rôle principal consiste à réguler le passage paracellulaire passif en fonction du gradient de concentration moléculaire résultant du passage transcellulaire ; ce dernier, à la fois actif et passif, dépend des pompes et des canaux présents. Le passage de molécules de faible poids moléculaire est fortement freiné par les jonctions étanches [4, 25] (Fig. 1).

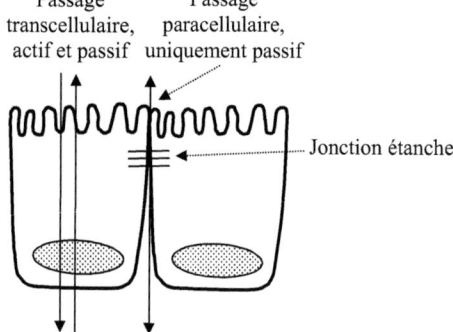

Figure 1 – Passage des molécules de faible poids moléculaire à travers l'épithélium : voies transcellulaire et paracellulaire (d'après Anderson [4]).

- les jonctions communiquantes (gap junctions ou communicating junctions) comportent un réseau de forme hexagonale permettant le passage de signaux chimiques entre les cellules ; les synapses chimiques représentent un exemple de jonctions communiquantes [25].

- les jonctions d'ancrage lient mécaniquement les cellules entre elles et leur cytosquelette à celui des cellules voisines, et celles de la couche basale à la membrane basale (matrice extracellulaire). Elles sont très abondantes dans les tissus soumis à de fortes tensions mécaniques. Dans le revêtement cutanéo-muqueux, elles existent sous deux formes structurellement et fonctionnellement différentes :

    - les desmosomes (maculae adherens) et les jonctions adhérentes (jonctions intermédiaires ou zonulae adherens), responsables du système d'adhésion intercellulaire dans les épithéliums [20, 21, 34, 35, 36, 53, 65].

    - les hémidesmosomes (HD) qui sont associés à des filaments, des fibrilles et des plaques d'ancrage, participent à la cohésion entre l'épiderme (l'épithélium) et la matrice extracellulaire (système de cohésion dermo-épidermique ou chorio-épithéliale) [20, 21, 34, 35, 36, 43, 53, 58, 59, 64, 65].

Les jonctions adhérentes représentent le site de liaison des filaments d'actine d'une cellule à l'autre. Les desmosomes et les HD qui sont des structures analogues mais de composition moléculaire différente [34, 35, 36, 65], représentent le site d'attachement des filaments intermédiaires (FI) [1, 19, 20, 25, 43, 48]. Ces deux systèmes de jonction jouent un rôle important en pathologie cutanée.

Les jonctions d'ancrage sont composées principalement [65] :

- de protéines d'attachement intracellulaire qui forment une plaque dense cytoplasmique sous la membrane cytoplasmique ; elles servent d'ancrage aux filaments d'actine ou aux FI.

- de protéines de liaison transmembranaire dont le domaine intracytoplasmique est lié directement ou indirectement aux protéines d'attachement intracellulaire, et dont le domaine extracellulaire interagit avec celui des protéines de liaison transmembranaire appartenant au groupe des molécules d'adhésion.

3.4 Molécules d'adhésion

Il existe quatre grandes familles de molécules d'adhésion [3, 20, 21, 34, 35, 36] :

- les cadhérines,
- les intégrines,
- les sélectines,
- et des molécules appartenant à la superfamille des immunoglobulines.

Les protéines transmembranaires qui constituent le système d'adhésion sont présentes dans de nombreux tissus. Elles participent également à la réparation tissulaire, à l'hémostase, à la réponse immune inflammatoire, à la genèse de métastases cancéreuses et, au cours du développement, à l'organisation de structures pluricellulaires en feuillets, à la morphogénèse, et à l'établissement des connexions nerveuses [1, 31]. Elles sont impliquées, non seulement dans l'adhésion cellulaire, mais aussi dans la croissance, la ségrégation, la différenciation et la mobilité des cellules [31, 34, 35, 36, 58].

Les cadhérines classiques et desmosomales d'une part et les intégrines d'autre part sont les principales molécules assurant la cohésion interkératinocytaire [20, 46, 50].

Les cadhérines appartiennent à une superfamille de glycoprotéines transmembranaires impliquées dans la liaison intercellulaire dépendante du calcium ; elles comprennent les cadhérines classiques (type I et II), les cadhérines desmosomales, les cadhérines de type fat (pour focal adhésion targetting domain ; ces cadhérines sont importantes dans la morphogenèse épithéliale et la prolifération cellulaire) et les protocadhérines présentes en quantité dans le cerveau. La plupart des études cherchant à établir une relation entre la structure et la fonction ont porté sur les cadhérines de type I, dont la région extracellulaire est formée de 5 domaines de type Ig. Elles interagissent par un mécanisme dit homophilique (c'est-à-dire entre molécules de même type), impliquant essentiellement le domaine Ig aminoterminal. Les domaines aminoterminaux de la E- et de la N-cadhérines ont une structure cristalline, constituée par des dimères parallèles [1].

Les intégrines sont des hétérodimères composés d'une sous-unité α et d'une sous-unité β réunies par des liaisons non covalentes. Huit sous-unités β et dix-sept sous-unités α ont été identifiées chez l'homme. L'appariement spécifique d'une chaîne α avec une chaîne β constitue une intégrine particulière avec un répertoire unique de ligands, de fonctions et de distributions cellulaires. Les intégrines sont classées en fonction de leur sous-unité β. Par exemple, les intégrines exprimées dans le système hématopoïétique appartiennent aux familles $\beta 1$, $\beta 2$, $\beta 3$ et $\beta 7$. Une caractéristique essentielle de toutes les intégrines est leur capacité d'être exprimées avec différents niveaux d'affinité. Alors que les membres des autres familles de récepteurs d'adhésion sont exprimés à la surface des cellules sous une forme active (compétents pour lier le ligand et générer un signal), les intégrines sont exprimées sous une forme inactive (qui ne lient pas le ligand) et elles requièrent une activation préliminaire pour être capable de lier leurs ligands et d'assurer leurs fonctions adhésives [72]. Par exemple l'intégrine $\alpha_{IIb}\beta_3$ est exprimée de façon constitutive à la surface des plaquettes mais sous une forme inactive. Afin d'assurer sa fonction de récepteur au fibrinogène et de promouvoir l'agrégation plaquettaire, l'intégrine $\alpha_{IIb}\beta_3$ requiert une activation par un agoniste tel que l'ADP ou la thrombine. L'activation des intégrines ne résulte pas d'une modification chimique telle que la phosphorylation ou la sulfatation mais d'un changement de leur conformation tridimensionnelle [72]. L'activation consiste en une augmentation de l'affinité du récepteur pour le ligand soluble, suivi de leur agrégation (clustering) à la surface des cellules entraînant une stabilisation des complexes récepteur-ligand (avidité).

Les sélectines jouent un rôle très important dans la paroi des vaisseaux sanguins, dans la musculature artérielle et participent au processus d'athérosclérose ; ce dernier est stimulé par l'hypoxie, mais aussi par l'hypertension artérielle et le diabète [9, 17]. Elles participent à la première étape de la réaction d'adhésion des leucocytes lors d'une inflammation ou d'une lésion vasculaire. On a pu identifier 3 types de sélectines : E, P, L. Les sélectines E sont synthétisées par les cellules endothéliales en réponse à IL-1 ou au TNF-α. La concentration maximale apparaît après 4-6 heures et favorise l'adhésion des leucocytes (neutrophiles, éosinophiles et monocytes). Les sélectines P sont synthétisées par les mégacaryocytes et les cellules endothéliales ; elles sont stockées dans les granules des plaquettes et aussi dans les corps de Weibel-Palade des cellules endothéliales. Leur expression à la surface des cellules peut être rapide (moins de 10 minutes), après exposition à des agonistes tels que la thrombine ou l'histamine. Les sélectines L se trouvent sur la surface des leucocytes, leur expression étant induite par des cytokines. L'activation des sélectines L par des ligands favorise l'adhésion initiale des leucocytes sur l'endothélium [66].

Les molécules d'adhésion appartenant à la superfamille des immunoglobulines présentent une forte homologie de séquences avec les immunoglobulines. Ces molécules ont un rôle important dans le système nerveux, le système cardiovasculaire et les éléments figurés du sang ainsi que dans la liaison neurone-muscle, mais leur rôle reste encore imprécis dans le derme, l'épiderme et les muqueuses.

3.5 Liaisons moléculaires

3.5.1 Dans les desmosomes (Fig. 2)

Les desmosomes ressemblent à un disque sur lequel la membrane de deux cellules s'attachent. Ces structures en microscopie électronique comportent trois parties :

- une partie extracellulaire, la desmoglie [3, 64],
- une zone transmembranaire,
- une partie cytoplasmique, la plaque desmosomale.

C'est sur cette dernière, qui a une épaisseur de 14-20 nm, que se fixent les FI de kératine formant le cytosquelette des kératinocytes. Elle est constituée par un complexe macromoléculaire (Tab. 2) formé de protéines non glycosylées, les desmoplakines (DP) et la plakoglobine (PG) étant les plus connues [64]. Les DP 1 et 2 qui sont les plus abondantes, relieraient la plaque desmosomale aux FI de cytokératine ; elles possèdent des sites d'interaction avec ces filaments et des sites de liaison avec les glycoprotéines de la plaque desmosomale [3, 34, 35, 36]. Elles font partie des protéines reconnues par les auto-anticorps rencontrés dans le pemphigus paranéoplasique. De plus, elles présentent une homologie importante avec l'antigène de la pemphigoïde bulleuse de 230 kD, un des composants majeurs des HD [3]. La PG est présente à la fois dans les desmosomes, où elle pourrait avoir une fonction de signal, et dans les jonctions adhérentes [3, 34, 35, 36]. Elle assurerait la liaison entre la plaque desmosomale et les desmogléines (Dsg) et les desmocollines (Dsc) qui sont des glycoprotéines extracellulaires.

Les régions transmembranaire et extracellulaire du desmosome sont principalement constituées par deux types de glycoprotéines, la Dsg et la Dsc ; elles appartiennent à la famille des cadhérines qui assurent la cohésion entre les kératinocytes [3, 21]. Les cadhérines desmosomales bovines et humaines ont été clonées et séquencées : elles ont quelques structures homologues et isoformes [3, 21, 34, 35, 36].

Le groupe des Dsg est constitué de plusieurs molécules différentes qui s'expriment de façon spécifique en fonction de l'épithélium. Il comporte principalement les Dsg 1, Dsg 2 et Dsg 3 [3, 20, 81] :

- la Dsg 1, liée à la PG, est surtout exprimée dans les desmosomes des couches superficielles de l'épithélium ; elle est reconnue par les auto-anticorps dans le pemphigus foliacé et le pemphigus superficiel.
- la Dsg 2 (desmogléine humaine du colon ou HDGC pour human desmoglein colon) qui a seulement 29% de sa composition identique à celle de la Dsg 1.
- la Dsg 3, appelée aussi PVA (pemphigus vulgaris antigen), liée également à la PG, prédomine dans les couches épidermiques suprabasales où elle est la cible des auto-anticorps dans le pemphigus vulgaire [3, 64].

Le groupe des Dsc humaines comprend au moins 3 paires de protéines isoformes :

- les Dsc 1a/1b (ou DG IV/V),
- les Dsc 2a/2b,
- les Dsc 3a/3b (ou DG II/III) [21, 34, 35, 36, 53].

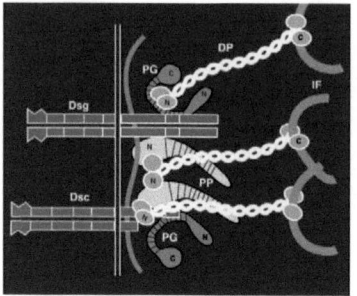

Figure 2 - Composition moléculaire d'un desmosome (d'après Cowin et Burke [25]).
La Dsg et la Dsc se lient directement à la PG et à la plakophiline (PP). La DP se lie ensuite via son extrémité aminoterminale de trois façons différentes : à la PG, à la PP et à la Dsc directement. Enfin la région C terminale (carboxy) de DP interagit de façon constante avec les FI.

Les protéines de chaque paire de Dsc ne diffèrent que par leur taille, la protéine la plus grande étant appelée « a » [21, 64]. La distribution variable des isoformes de la desmogléine (Dsg 1 et 3) au sein de l'épiderme et de l'épithélium peut donner naissance à une atteinte variable en profondeur, se traduisant donc par des affections bulleuses différentes.

3.5.2 Dans les jonctions adhérentes (Fig. 3)

La structure des jonctions adhérentes comporte aussi une plaque dense sous-basale ; à la différence des desmosomes, celle-ci est en contact avec un autre élément du cytosquelette, les microfilaments d'actine. A part la PG, les autres composants sont différents de ceux des desmosomes. La plaque dense contient des caténines (α,ß,δ-caténines), associées à des protéines cytoplasmiques comme la radixine, la vinculine et l'α-actine [3, 64]. La E-cadhérine est la principale glycoprotéine transmembranaire et son association aux caténines est indispensable pour l'adhésion cellulaire [3].

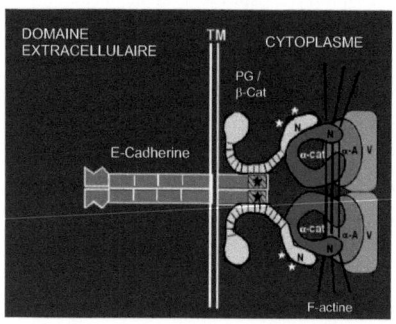

Figure 3 - Composition moléculaire d'une jonction adhérente (d'après Cowin et Burke [25] modifié).
La E-cadhérine (Ecad) se lie à la PG ou à la ß-caténine (ß-cat). L'extrémité aminoterminale de PG/ ßcat se lie à l' α–caténine (α-cat), qui se lie à son tour aux filaments d'actine (F-actine) ainsi qu'à l' α-actinine (α-A) et à la vinculine (V).

3.6 Systèmes d'adhésion dermo-épidermique (chorio-épithéliale)

La JDE (et la jonction chorio-épithéliale) est constituée par les éléments suivants : le pôle basal des kératinocytes de la couche basale, la membrane basale et le derme superficiel (chorion) [64]. Elle est formée par un complexe macromoléculaire de 100 nm d'épaisseur, constituant une interface épithélium-mésenchyme aux multiples fonctions :

- substrat d'adhérence cellulaire,
- lieu de stockage de cytokines,
- barrière chimique et physique [63].

En microscopie électronique, la JDE (et la jonction chorio-épithéliale) apparaît constituée de trois couches [63]. De la surface vers la profondeur, on distingue les structures suivantes [63, 64] :

1. les HD de l'assise basale sont en contact avec la membrane basale : ils sont constitués par des plaques denses intracytoplasmiques où se fixent les FI de cytokératine et ils sont associés à une plaque dense extracellulaire sous-basale. Les HD sont étroitement associés à des microfilaments extracellulaires, appelés filaments d'ancrage. Ces derniers naissent sous la couche basale, en regard de la plaque dense cytoplasmique des HD, puis traversent la lamina lucida et la plaque dense sous-basale avant de s'ancrer dans la lamina densa.

2. la membrane basale comporte deux feuillets, l'un clair aux électrons, la lamina lucida, et l'autre dense aux électrons, la lamina densa.

3. la zone sous-basale (ou sublamina densa) contient des fibres collagènes interstitielles et des fibrilles d'ancrage, qui relient la lamina densa aux plaques d'ancrage du derme superficiel.

Le complexe HD/filaments et fibrilles d'ancrage sont les principales structures assurant la cohésion de l'épiderme au derme [63] et de la muqueuse au chorion.

3.6.1 Filaments intermédiaires

Les filaments (ou tonofilaments) de la couche basale sont en partie constitués par les cytokératines 5 et 14 (K5 et K14). Une paire de molécules de kératine forme une unité hétérodimérique qui, associée à une deuxième unité hétérodimérique antiparallèle, donne une structure tétramérique. L'association latérale et longitudinale de tétramères, permettra la formation de filaments intermédiaires ayant un diamètre de 10-12 nm.

Cette structure est commune à tous les filaments de kératine des cellules épithéliales ; seules les kératines formant l'unité hétérodimérique de base varient avec les tissus et le stade de différenciation [59]. Une altération des FI et des mutations touchant les gènes des K5 et K14 sont observées dans certaines épidermolyses bulleuses héréditaires simples [59].

3.6.2 Hémidesmosomes

Le nom HD traduit la similitude ultrastructurelle existant avec la moitié d'un desmosome bien que leurs constituants majeurs soient différents [43] (Tab.2). Un HD est constitué par deux plaques denses intracytoplasmiques, siégeant au pôle basal des kératinocytes de la couche basale. Les FI de cytokératine s'attachent sur la plaque dense intracytoplasmique interne.

La plaque dense intracytoplasmique externe apparaît comme un épaississement des cellules de la couche basale. Les HD sont associés à une plaque dense sous-basale dans la lamina lucida et reliés à la lamina densa de la membrane basale par des filaments très fins, les filaments d'ancrage.

La lamina densa est fixée au tissu conjonctif sous-jacent par des structures en clou de tapissier, ou fibrilles d'ancrage, qui forment des boucles dans le derme (chorion) superficiel. Les complexes HD, filaments et fibrilles d'ancrage composent une chaîne moléculaire ininterrompue qui relie le cytosquelette des cellules de l'épithélium aux molécules de la matrice extracellulaire du derme (chorion) superficiel [65].

	DESMOSOMES		HEMIDESMOSOMES	
Glycoprotéines	Dsg 1	130kD	α_6	125 + 30 kD
	Dsg 2	122 kD	β_4	195 kD
	Dsg 3	130 kD	BP 180 (BPAg2)	180 kD
	Dsc 1	115 kD		
	Dsc 2	100 kD		
Protéines	DP 1	250 kD	Plectine/ (HD 1/IFAP300)	300-500 kD
	DP 2	215 kD	BP 230 (BPAg1)	230 kD
	PG 2	83 kD	200 kD protein	200 kD
	PP 1	75 kD		
	Dsk	680 kD		
	Dsa	240 kD		
	Kta	250 kD		

Tableau 2 - Principales protéines constituant les desmosomes et les HD avec leur poids moléculaire [3, 34, 35, 36, 64].
DP : desmoplakine ; Dsa : desmocalmine ; Dsc : desmocoline ; Dsg : desmogléine ; Dsk : desmoyokine ; PP : plakophiline ; Kta : kératocalmine

Un certain nombre de composants moléculaires de l'HD ont été récemment identifiés, mais leurs interactions et leurs rôles dans la formation de l'HD ne sont pas encore complètement élucidés [15, 37, 38, 89]. Les composants cytoplasmiques de l'HD comprennent l'antigène de la pemphigoïde bulleuse de 230 kD (BP230 ou BPAg1 pour bullous pemphigoïd antigen 1) [10, 16, 55, 62, 77, 80], l'IFAP300 [79, 88], la plectine/HD1 [32, 40, 86] et P200 [51, 65]. La plectine/HD1 et la BP230 régissent l'attachement des IF à la membrane basale. La BP230 se lie par son extrémité carboxyterminale aux filaments de cytokératine du cytosquelette des cellules épithéliales et interagit par son extrémité aminoterminale avec deux autres protéines transmembranaires :

- le collagène XVII (qui correspond à l'antigène de la pemphigoïde bulleuse de 180 kD (BP180 ou BPAg2) [6, 10, 16, 24, 55, 56, 57, 62, 77],
- la sous-unité β_4 de l'intégrine $\alpha_6\beta_4$.

Le domaine intracytoplasmique de la sous-unité β_4 joue un rôle fondamental dans ses interactions avec les autres constituants des HD. La région carboxyterminale du domaine cytoplasmique contient un site de liaison pour le collagène XVII et BP230 tandis que sa région NH2 terminale de β_4 peut s'associer directement à la plectine.
Le domaine intracytoplasmique de β_4 interagi également avec la BP230. Par ailleurs, l'intégrine $\alpha_6\beta_4$ est le récepteur de plusieurs laminines, dont la laminine 5 avec laquelle elle forme une liaison de très haute affinité. L'interaction entre la sous-unité β_4 de l'intégrine $\alpha_6\beta_4$ et le collagène XVII/BP180 est dépendante de la région centrale du domaine cytoplasmique.

Le collagène XVII interagit également avec la sous-unité α_6 de l'intégrine $\alpha_6\beta_4$ par son domaine NC16A. La membrane basale de l'épithélium est constituée d'un échafaudage de deux réseaux de molécules qui comprennent :

- les isoformes de la laminine,
- le collagène IV,
- diverses glycoprotéines matricielles, qui jouent le rôle de ponts stabilisateurs, comme le nidogène, le perlecan, la fibuline.

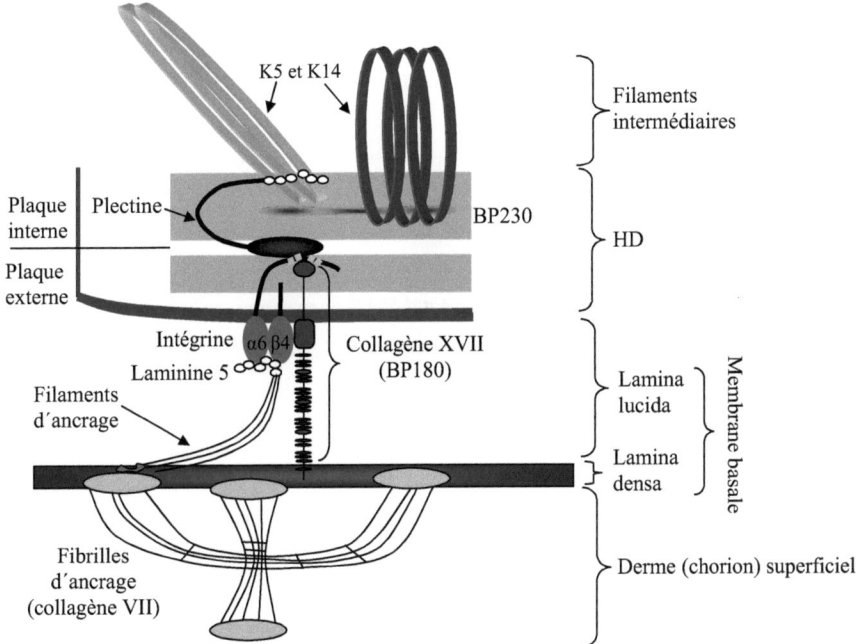

Figure 4 - Composition d'un HD (schéma de Ortonne et Meneguzzi [59] modifié).

La laminine 5, qui est une protéine cruciforme, composée de trois chaînes différentes (α_3, β_3, γ_2), est le principal ligand de l'intégrine $\alpha_6\beta_4$. L'association entre la laminine 5 et l'intégrine $\alpha_6\beta_4$ s'effectue par le domaine G de la chaîne α_3. Les molécules de laminine 5 interagissent avec le collagène VII, principal constituant des fibrilles d'ancrage avec son domaine NC1. En conséquence, la laminine 5 forme un pont entre l'intégrine $\alpha_6\beta_4$, molécule transmembranaire du pôle basal des cellules basales, et les constituants macromoléculaires du derme (chorion) superficiel. Il est vraisemblable que la laminine 5 se lie à d'autres isoformes de la laminine, comme la laminine 6 et la laminine 7, pour être intégrée dans la membrane basale. Les complexes laminines 5, 6 et 7 joueraient un rôle dans la stabilisation de la membrane basale entre les HD. La laminine 5 est également un ligand fort de l'intégrine $\alpha_3\beta_1$ qui est associée aux adhésions focales contenant de l'actine.

Les constituants des HD représentent l'élément intermédiaire d'un échafaudage moléculaire continu entre le cytosquelette des cellules de l'assise basale de l'épithélium et les macromolécules de la matrice extracellulaire du derme (chorion) superficiel [59, 65].

3.6.3 Filaments d'ancrage

Ils amarrent le pôle basal des cellules épithéliales basales à la lamina densa ; ils contiennent de la laminine 5 (appelée aussi BM600, kalinine ou nicéine) qui est une molécule hétérotrimérique complexe [34, 35, 36, 43], constituée par l'association de trois chaînes (α_3, β_3, γ_2). Celle-ci est considérée comme le ligand principal de l'intégrine $\alpha_6\beta_4$. La laminine 5, qui n'est pas présente dans la membrane basale de tous les épithéliums, joue un rôle majeur dans l'adhésion dermo-épidermique (chorio-épitheliale) [64].

On ignore encore si les filaments d'ancrage s'insèrent dans la lamina densa ou s'ils la traversent pour se lier directement aux fibrilles d'ancrage de la sublamina densa [87]. L'altération ou l'absence de la laminine 5, consécutive à une mutation touchant une de ses trois sous-unités, est responsable d'une forme bénigne d'épidermolyse bulleuse héréditaire jonctionnelle, et d'une forme grave d'épidermolyse bulleuse jonctionnelle (l'épidermolyse bulleuse d'Herlitz), létale dans les premiers mois de la vie.

De plus, la laminine 5 serait l'antigène cible des auto-anticorps dans certaines formes de pemphigoïde cicatricielle [64, 87], mais quelque soit la forme, le clivage se produit dans la lamina lucida [87].

Dans les filaments d'ancrage, la laminine 6 (ou laminine k), molécule hybride qui contient les chaînes conventionnelles de laminine [64], est également présente en relation avec la laminine 5.

3.6.4 Fibrilles d'ancrage

Le collagène VII est synthétisé par les kératinocytes et par les fibroblastes du derme (chorion) sous forme d'un monomère, le procollagène, qui est le principal constituant des fibrilles d'ancrage. Ces dernières forment un réseau aux mailles serrées, qui arrime la lamina densa au derme (chorion) superficiel [63].

Deux molécules de procollagène forment un dimère anti-parallèle et s'associent, côte à côte, pour constituer les fibrilles d'ancrage. Celles-ci s'attachent par leurs deux extrémités sur la lamina densa et forment des boucles s'entrecroisant avec des fibres interstitielles constituées de collagène I et III [19, 43, 63, 68].

Ces fibrilles contribuent ainsi à la formation d'un réseau qui permet l'adhésion de la membrane basale épidermique (épithéliale) au tissu conjonctif sous-jacent [19, 59, 87].

De nombreuses mutations génétiques peuvent toucher la synthèse, la sécrétion ou la maturation du collagène VII ; elles sont à l'origine des différentes formes cliniques d'épidermolyse bulleuse dystrophique [19, 59]. L'épidermolyse bulleuse acquise est secondaire à la présence d'auto-anticorps circulants dirigés contre le collagène VII [63].

La composition moléculaire du complexe d'adhésion HD/membrane basale est rappelée dans le Tab. 3.

Protéines	Poids moléculaire	Localisation	Dermatoses correspondantes
Kératines 5 et 14		Filaments intermédiaires	Épidermolyse bulleuse simple
BPAg1 ou BP230	230 kDa	Plaque hémidesmosomale	Pemphigoïde bulleuse
Plectine / HD1, IFAP300	>300 kDa	Plaque hémidesmosomale	Épidermolyse bulleuse simple Éruption de type pemphigoïde
BPAg2 ou BP180	180 kDa	Hémidesmosomes, filaments d'ancrage	Pemphigoïde bulleuse Épidermolyse bulleuse jonctionnelle Dermatose à IgA linéaires
LAD-1 ou LABD Ag 1	97/120 kDa	Filaments d'ancrage	Dermatose à IgA linéaires Pemphigoïde bulleuse
Intégrine $\alpha_6\beta_4$	160 kDa et 200 kDa	Hémidesmosomes	Épidermolyse bulleuse jonctionnelle Pemphigoïde cicatricielle oculaire (?)
Laminine 5	400-460 kDa	Filaments d'ancrage, membrane basale	Pemphigoïde cicatricielle
Laminine 6	>600kDa	Membrane basale	Pemphigoïde cicatricielle
Collagène IV	550 kDa	Membrane basale	Éruption de type pemphigoïde (?)
Nidogène	150 kDa	Membrane basale	
Perlecan	500 kDa	Membrane basale	
Collagène VII	290 kDa	Fibres d'ancrage	Épidermolyse bulleuse dystrophique Épidermolyse bulleuse acquise

Tableau 3 – Molécules constituant le complexe d'adhésion HD/membrane basale, avec leur localisation et l'affection correspondante (non exhaustif) (d'après Saurat, Borradori, Salomon [70] modifié).

3.7 Mécanisme de formation des bulles et différents types de bulles

Il existe deux plans naturels de clivage dans la peau : ils sont situés à l'interface de trois zones bien distinctes que sont la couche cornée, l'épiderme et le derme.

Ces plans de clivage sont mis en évidence par l'application des forces mécaniques :

- la traction latérale détache la couche cornée de l'épiderme (bulle de friction),
- l'aspiration sous vide détache l'épiderme en totalité (bulle de succion), le clivage se situe alors dans la lamina lucida.

Pour la muqueuse buccale, il n'y a que deux zones : la muqueuse buccale et le tissu conjonctif sous-jacent ou chorion [70].

Dans les processus pathologiques, les bulles peuvent siéger dans l'épaisseur de la muqueuse, de la couche cornée ou du derme.

Un traumatisme mineur sur une zone « fragilisée » va favoriser la formation d'une bulle. L'afflux de sérosité se produit dès la formation d'une bulle ; quelquefois, il représente le mécanisme pathologique primitif.

Le décollement de l'épiderme du derme (de la muqueuse du chorion) ou la séparation des cellules entre elles, résultent de l'existence d'un défaut spécifique touchant un ou plusieurs éléments du système de cohésion [70].

Ce défaut peut être dû à :

- une anomalie structurale et/ou biochimique, le plus souvent congénitale,
- une lésion ou une réaction immunologique (qui libère des cytokines ou des enzymes),
- une souffrance cellulaire d'origine toxique, métabolique ou immunologique qui altère la synthèse et/ou la dynamique des systèmes de cohésion.

Dans les DBAI intra- et sous-épithéliales, il y a formation d'auto-anticorps qui se fixent sur des antigènes cibles, molécules d'adhésion ou protéines de la matrice extracellulaire. Divers mécanismes peuvent intervenir dans la formation des bulles :

- l'activation du système du complément et le recrutement de cellules inflammatoires avec libération d'enzymes protéolytiques, de métallo-protéinases et de cytokines pro-inflammatoires [69] ;
- la perturbation directe de la fonction, de l'assemblage ou de l'incorporation de la protéine cible dans le système de cohésion ;
- la transmission de signaux intracellulaires par l'intermédiaire de kinases cytoplasmiques et de protéines adaptatrices qui régulent la fonction et la formation des éléments du système de cohésion [69].

Le rôle de ces mécanismes dans le développement des lésions est variable et la présence d'auto-anticorps dirigés contre la même molécule d'adhésion peut se traduire par des tableaux cliniques différents ne comportant pas toujours des bulles [71]. C'est le cas par exemple pour les bulles dues à une hypersensibilité et celles dues à une pemphigoïde cicatricielle qui sont toutes dues à des anticorps contre la BP180. A contrario, un aspect clinique identique (par exemple : la forme bulleuse ou inflammatoire de l'épidermolyse bulleuse acquise) peut être associé à des auto-anticorps dirigés contre des protéines cibles distinctes.

3.7.1 Bulles intra-épithéliales

Elles résultent de trois mécanismes physiopathologiques différents : l'acantholyse, la spongiose et la nécrose cellulaire.

L'acantholyse correspond à une perte primitive de la cohésion interkératinocytaire, sans lésion majeure préalable des cellules.

Elle peut être induite :

- par un mécanisme auto-immun après fixation d'auto-anticorps (IgG) sur une molécule de la surface membranaire des cellules perturbant ainsi ses fonctions d'adhésion [45, 47, 49, 52, 54, 61, 62, 74] (par exemple: pemphigus vulgaire, pemphigus végétant, pemphigus paranéoplasique …).
- par une anomalie génétique entraînant une altération primaire ou secondaire de la fonction du système de cohésion (par exemple: maladie de Darier, maladie de Hailey-Hailey…).

- par l'action d'une toxine bactérienne ou d'autres toxines (par exemple: piqûres d'insectes…).

La spongiose correspond à un œdème intra-épithélial qui distend les espaces intercellulaires. L'augmentation de la pression hydrostatique dans les espaces intercellulaires représenterait un élément important dans la formation de vésicules ou de bulles intra-épithéliales. Elle s'accompagne toujours d'une souffrance cellulaire relativement importante. Elle s'observe ou peut s'observer dans :

- l'eczéma,
- certaines infections virales,
- l'infection mycosique,
- certaines inflammations dermiques primitives,
- au décours des DBAI intra- ou sous-épithéliales.

La nécrose cellulaire, individuelle ou massive, donne des bulles cytolytiques. Elle peut être induite par :

- une agression physique externe (choc thermique),
- des substances chimiques induisant une nécrose,
- des processus complexes, encore mal compris, comme dans la nécroépidermolyse toxique ou syndrome de Lyell.

3.7.2 Bulles sous-épithéliales

En microscopie optique, la distinction entre ces différentes bulles n'est pas toujours aisée. Par contre, la microscopie électronique permet de différencier trois types de bulles :

- la bulle intrabasale où le clivage se produit à travers la cellule basale dont le pôle inférieur peut rester attaché à la membrane basale.
- la bulle jonctionnelle où le clivage se situe dans la lamina lucida, la membrane cytoplasmique de la cellule basale se situe donc dans le toit et la lamina densa dans le plancher de la bulle.
- la bulle dystrophique, ou sous-épithéliale vraie, où le clivage se situe sous la lamina densa, qui se trouve dans le plafond de la bulle.

Les mécanismes physiopathologiques aboutissant à la formation des bulles sont multiples et complexes. Le niveau du clivage pour les différentes maladies bulleuses est relativement bien connu mais l'étiopathogénie n'est pas toujours clairement élucidée (Tab. 4).

4 Aspects cliniques de différentes maladies bulleuses et leur étiologie

La description détaillée des différentes maladies bulleuses serait fastidieuse et n'aurait guère d'utilité pour le médecin-dentiste. Elle a donc été faite sous la forme d'un tableau synoptique (Tab.4), qui tout en rappelant l'étiologie et les principales manifestations cliniques cutanéo-muqueuses, s'efforce de mettre en évidence les manifestations buccales des différentes maladies bulleuses.

BULLES	ETIOLOGIE	MANIFESTATIONS DERMATOLOGIQUES	MANIFESTATIONS BUCCALES
		Bulles intra-épithéliales	
		Clivage supra-basal	
Pemphigus vulgaire	Auto-immune	Bulles claires sur une peau non érythémateuse, prédominant aux points de pression (signe de Nikolski), donnant des érosions bordées par des lambeaux épithéliaux. Parfois lésions suintantes sur le cuir chevelu, dans les régions ombilicale, axillaire et péri-ungéale. Atteinte possible des muqueuses génitale, anale et oesophagienne.	Ulcérations à fond rouge, à bordure blanchâtre, plus fréquentes dans les zones traumatisées. Certaines localisations sont plus douloureuses (gencive). Les ulcérations buccales constituent souvent les premières manifestations de la maladie.
Pemphigus végétant	Auto-immune	Placards hypertrophiques, humides, suintants, croûteux, touchant surtout les grands plis. On distingue deux formes : - forme de Neumann : les végétations correspondent à une cicatrisation anormale ; - forme de Hallopeau ou dermatite pustuleuse chronique.	Rares placards hypertrophiques, plus marqués sur la demi-muqueuse labiale.
Pemphigus paranéoplasique*	Auto-immune	Eruption papulo-squameuse avec formation de bulles touchant principalement la paume des mains et la plante des pieds. Atteinte conjonctivite (conjonctivite pseudo-membraneuse) et lésions génitales érosives. Aspect polymorphe : EP, PB, PV, lichen....	Lésions d'aspect variable pouvant simuler un érythème polymorphe ou une pemphigoïde cicatricielle. Le plus souvent, érosions buccales, traînantes et douloureuses, avec atteinte fréquente de la demi-muqueuse labiale.
Dyskératose folliculaire ou maladie de Darier-White**	Héréditaire	Papules kératosiques de 1 à 3 mm de diamètre, confluentes, rouge-brunâtre, associées à un prurit, touchant surtout les zones séborrhéiques. Lésions unguéales caractéristiques et atteinte fréquente (20-40% des cas) des muqueuses génitale, ano-rectale et oesophagienne.	Papules blanchâtres, plus ou moins ombiliquées, confluentes, devenant hypertrophiques, touchant surtout le palais, la gencive, les joues et la langue.
Dermatose acantholytique transitoire** ou maladie de Grover	Inconnue	Petites papules rougeâtres ou violacées, recouvertes de squames croûteuses, quelquefois associées à un prurit, touchant les régions thoracique antérieure, dorsale et lombaire. Affection transitoire, avec immunofluorescence directe négative.	Pas de lésions buccales décrites.
		Clivage dans le corps muqueux de Malpighi	
Dyskératose acantholytique familiale**	Héréditaire	Lésions vésiculo-bulleuses récurrentes sur le cou, les aisselles et la région inguino-génitale. Affection jadis connue sous le nom de maladie de Hailey-Hailey ou pemphigus bénin familial.	Érosions buccales, douloureuses, difficiles à traiter.
Eczéma aigu bulleux	Hypersensibilité	Apparition secondaire, sur une plage érythémateuse, plus ou moins indurée, de vésicules associées à un prurit. Parfois on observe des bulles se formant d'emblée ou par confluence de plusieurs vésicules. Asséchement progressif des lésions ou évolution vers le suintement.	Lésions buccales beaucoup plus rares que les lésions cutanées. Apparition des vésicules confluentes, précédée de quelques heures par un prurit ou une sensation de brûlure, un érythème et un œdème.

Eczéma dysidrosique	Hypersensibilité	Petites vésicules tendues, quelquefois confluentes pouvant alors donner des bulles multiloculaires ; elles sont accompagnées d'un prurit féroce, touchant les pieds et les mains. Les lésions se dessèchent rapidement ou éclatent, s'étendent et suintent.	Pas de lésions buccales décrites.
Miliaire rouge	Rétention sudorale	Eruption papulo-vésiculeuse, prurigineuse, rouge vif, touchant le thorax et l'abdomen, résultant d'une rétention sudorale avec rupture du canal sudoripare, d'où la réaction inflammatoire.	Affection équivalente mais rare, à partir des glandes salivaires accessoires du voile du palais, donnant 1 ou 2 vésicules à contenu souvent hémorragique, entourées d'un érythème.
Incontinentia pigmenti	Héréditaire	Chez le nouveau-né : dans la 1ère phase plaques érythémato-papuleuses recouvertes de bulles, dans la 2ème phase plaques papulo-kératosiques et dans la 3ème phase plages pigmentées.	Vésicules associées à un érythème, un œdème et un prurit, remplacées rapidement par des érosions post-vésiculeuses.
Erythrodermie congénitale bulleuse ichtyosiforme	Héréditaire	Chez le nouveau-né, elle se présente comme une brûlure généralisée, puis rapidement érythrodermie avec bulles flasques et larges décollements remplacés en 2 à 4 ans par une hyperkératose pigmentée (aspect en peau de serpent).	Pas de lésions buccales décrites.
Piqûres d'insectes	Toxique et/ou hypersensibilité	Lésions vésiculo-bulleuses, prurigineuses.	Pas de lésions buccales décrites.
Syndrome du choc toxique streptococcique	Toxique et/ou anoxique	Secondaire à une exotoxine ; initialement fièvre avec hypotension ou d'emblée choc grave. Dans 60 à 80% des cas, signes cutanés : exanthème maculo-papuleux ou purpurique, fasciite nécrosante et bulles.	Pas de lésions buccales décrites.
Brûlures thermiques	Physique	Brûlures du 2ème ou 3ème degré (touche au maximum l'épithélium sur toute sa hauteur) ; nécrose avec bulles flasques, plus ou moins étendues.	Le plus souvent, bulle unique, vite rompue, due au contact avec un aliment solide trop chaud.
		Clivage sous la couche cornée	
Pemphigus érythémateux	Auto-immune	Placards érythémato-squamo-croûteux, parfois associés à un prurit, siégeant surtout dans les zones séborrhéiques ; signe de Nikolski. Peut simuler un lupus érythémateux aigu, une dermite séborrhéique.	Atteinte exceptionnelle de la muqueuse buccale (petites érosions).
Pemphigus foliacé	Auto-immune	Bulles flasques sur une base érythémateuse, plaques érythémateuses, suintantes, squamo-croûteuses, réalisant un tableau d'érythrodermie exfoliative suintante. Il existe une forme endémique ou fogo selvagem (Brésil, Colombie, Tunisie).	Atteinte exceptionnelle de la muqueuse buccale (petites érosions).
Dermatose (pustulose) à IgA intra-épidermiques ou pemphigus à IgA	Auto-immune (?)	Lésions vésiculo-pustuleuses, dessinant parfois des formes annulaires, siégeant surtout dans les grands plis ; les muqueuses sont le plus souvent respectées. Cette affection rare semble en réalité regrouper plusieurs entités.	Atteinte exceptionnelle de la muqueuse buccale : petites érosions, à bords irréguliers.

Impétigo vésiculo-bulleux	Toxi-infectieuse	Touche principalement les enfants avec des lésions prédominant dans les régions péri-orificielles. Classiquement il existe deux formes : - forme de Tilbury-Fox, d'origine streptococcique, avec des lésions vésiculo-pustuleuses suintantes donnant des croûtes mélicériques. - forme de Burkhart, d'origine staphylococcique, avec des lésions plus volontiers bulleuses, accompagnées d'un décollement périphérique.	Stomatite impétigineuse de Sevestre et Gastou, en rapport avec un impétigo cutané : papules en taches de bougie, légèrement douloureuses, recouvertes d'un enduit fibrino-leucocytaire.
Epidermolyse staphylococcique aiguë (staphylococcal scalded skin syndrome ou SSSS)	Toxi-infectieuse	Touche les nouveau-nés principalement, les nourrissons et les jeunes enfants. Quelques heures après une infection le plus souvent rhinopharyngée, apparition d'un exanthème scarlatiniforme douloureux, s'étendant rapidement à tout le revêtement cutané, suivi en quelques heures par une nécrose épidermique donnant des décollements spontanés ou des bulles à toit fripé ; signe de Nikolski. Respecte les muqueuses vraies. Autres termes utilisés : maladie de Ritter von Rittershain ou dermatite exfoliatrice.	Respecte la muqueuse buccale mais pas la demi-muqueuse labiale qui est touchée dans la continuité du revêtement cutané de la région péri-buccale.
Miliaire cristalline	Rétention sudorale	Nombreuses vésicules, sous forme de « gouttes de rosée », non prurigineuses, siégeant sur le thorax et l'abdomen, correspondant à une rétention sudorale sous-cornée.	Des lésions comparables, secondaires à une rétention salivaire, peuvent être observées sur le voile du palais.
Bulles de friction (phlyctènes)	Mécanique	Bulles à contenu clair ou hémorragique, plus ou moins étendues, survenant après des traumatismes localisés et répétés, touchant principalement les pieds et les mains.	Pas de lésions équivalentes décrites sur la muqueuse buccale.
Pustulose sous-cornée ou maladie de Sneddon-Wilkinson	Inconnue (*)	Pustules flasques, remplies d'un liquide louche, accompagnées d'un prurit discret, parfois précédées de lésions vésiculo-bulleuses. Croûtes mélicériques et cicatrices pigmentées. Le visage et les muqueuses sont respectés. (*) Apparent peut-être au groupe des pustuloses à IgA intra-épithéliales.	Pas de lésions buccales décrites.
Bulles sous-épidermiques ou sous-épithéliales			
Clivage dans la couche basale***			
Erythème polymorphe (type épidermique)	Hypersensibilité	Classiquement, lésions en cocardes comportant 3 zones : zone périphérique érythémateuse et/ou microvésiculeuse, zone moyenne rouge sombre et oedémateuse, zone centrale occupée par une bulle. On observe aussi des cocardes atypiques, des plaques infiltrées ou des bulles tendues. Lésions muqueuses vésiculo-bulleuses donnant naissance à des érosions douloureuses. Ce tableau clinique correspond à l'érythème polymorphe mineur, jadis dite forme de St- Louis.	Plages érythémateuses, érosives ou recouvertes par un épithélium décollé et nécrosé, respectant les gencives. Lésions parfois recouvertes d'un enduit fibrino-leucocytaire. Sensation de brûlure, majorée par l'alimentation. Lésions labiales se traduisant par des croûtes hématiques assez caractéristiques. Possibilité de lésions buccales isolées, voire d'une lésion unique.

Nécrolyse épidermique toxique (syndrome de Lyell)	Hypersensibilité	Manifestations pseudo-grippales avec fièvre, malaise. En 48-72 heures, érythème et érosions sur les muqueuses (dans 90% des cas), puis érythème et macules rouges sombres avec apparition d'un décollement réalisant l'aspect typique en linge mouillé ; signe de Nikolski. Presque toujours d'origine médicamenteuse.	Érythème et érosions intéressant l'ensemble de la muqueuse buccale, y compris la gencive. Possibilité de séquelles : langue dépapillée, synéchies en particulier dans le canal de Sténon.
Syndrome de Stevens-Johnson	Hypersensibilité	Atteinte cutanée profuse associée à des signes généraux survenant au décours d'une infection pulmonaire chez l'enfant. Pour les auteurs français, le syndrome de Stevens-Johnson représente une forme mineure du syndrome de Lyell où la surface cutanée de décollement est inférieure à 10% de la surface corporelle.	Atteinte profuse de la muqueuse buccale.
Epidermolyses bulleuses simples ou épidermolytiques	Héréditaire (autosomique dominante)	On distingue trois formes principales : - épidermolyse localisée de Weber-Cockayne : éruption bulleuse intéressant surtout la région palmo-plantaire, apparaissant précocement dès les premiers pas ou plus tardivement (forme du soldat); pas d'atteinte des ongles ni des muqueuses. - épidermolyse généralisée de Koebner : éruption bulleuse présente à la naissance ; plus tard les bulles intéressent seulement les mains, les pieds, les coudes et les genoux. - épidermolyse herpétiforme de Dowling-Meara : forme la plus sévère, avec des bulles présentes dès la naissance, pouvant toucher tout le revêtement cutané, ayant souvent une disposition arciforme ou annulaire. Lésions muqueuses et unguéales possibles, avec généralement une amélioration au cours des années.	- il n'y a généralement pas de lésions buccales. - atteinte possible de la muqueuse buccale lors des 1ers mois. - érosions post-bulleuses guérissant sans cicatrices.
Syndrome du choc toxique streptococcique	Toxique et/ou anoxique	Aspect identique à celui réalisé par les lésions du syndrome du choc toxique streptococcique, touchant uniquement l'épithélium.	Pas de lésions buccales décrites.
Certaines bulloses médicamenteuses	Toxique	Au cours d'un exanthème maculo-papuleux, qui représente la forme la plus fréquente de toxidermie, il peut apparaître des bulles ; la présence d'un signe de Nikolski constitue un signe de gravité.	La survenue de lésions muqueuses, sans qu'elles soient obligatoirement bulleuses, constitue également un signe de gravité.
Erythème pigmenté fixe	Toxique	Eruption récurrente, secondaire à la prise d'un médicament, précédée par un prurit ou des brûlures, comportant une ou plusieurs plaques érythémato-violacées ou oedémateuses qui peuvent se recouvrir de vésicules ou de bulles. Il existe des formes généralisées. Persistance d'une pigmentation résiduelle. C'est une forme particulière de toxidermie	Quelquefois les lésions intéressent la muqueuse buccale, donnant une ou plusieurs ulcérations post-bulleuses. Il n'y a pas de pigmentation résiduelle.

		Clivage dans la lamina lucida (ou jonctionnel)	
Epidermolyses bulleuses jonctionnelles	Héréditaires (autosomiques récessives)	On distingue trois formes principales : - EBJ d'Herlitz : bulles ou érosions déjà présentes à la naissance, prédominant sur les jambes, le tronc, le cuir chevelu, la région péri-buccale, qui cicatrisent sans séquelles dystrophiques ni grains de milium ; atteinte des extrémités digitales et des ongles ; forme la plus grave car elle est mortelle en quelques semaines ou mois, dans 60% des cas, en raison des pertes métaboliques et des infections à répétition. - EBJ associée à une atrésie pylorique : il existe des formes graves, mortelles en quelques mois et des formes moins sévères ressemblant aux EBJ non Herlitz. - EBJ non létale (EBJ non Herlitz ou mitis) : évolution jusqu'à l'âge adulte, de gravité variable, bulles traumatiques, laissant parfois des cicatrices atrophiques ; anomalies unguéales.	- bulles et érosions post-bulleuses et dysplasie de l'émail. - lésions bucco-dentaires en fonction de la gravité. - bulles et érosions post-bulleuses et dysplasie de l'émail.
Pemphigoïde bulleuse	Auto-immune	Fréquente (70% des dermatoses bulleuses auto-immunes sous-épidermiques), touche les sujets âgés ; manifestations initiales souvent trompeuses (prurit, placards-eczématiformes ou urticariens...). Bulles spontanées (pas de signe de Nikolski), tendues, à liquide clair, associées à des macules ou papules érythémateuses ; guérison sans cicatrices ni grains de milium ; dépôts linéaires d'IgG et/ou de C3 le long de la membrane basale.	Lésions buccales dans 10 à 20% des cas sous forme de bulles de petite taille, siégeant plutôt sur la muqueuse libre.
Pemphigoïde gravidique	Auto-immune	Survient après le 1ᵉʳ trimestre de la grossesse et récidive lors des grossesses suivantes. Prurit intense avec éruption de papules ou de plaques érythémateuses sur lesquelles apparaissent des vésicules et des bulles.	Lésions buccales rarement décrites.
Pemphigoïde cicatricielle	Auto-immune	Evolue par poussées, touche surtout les sujets âgés, plus les femmes que les hommes ; quelquefois bulles cutanées mais atteinte élective des muqueuses où elle donne des cicatrices atrophiques et des synéchies ; proche histologiquement et immunopathologiquement de la pemphigoïde bulleuse.	Touche principalement la fibromuqueuse gingivale qui devient lisse et luisante. Les lésions se traduisent par un érythème diffus ou localisé, quelquefois par des bulles à liquide clair ou hémorragique, le plus souvent par des érosions post-bulleuses qui se recouvrent rapidement d'un enduit fibrino-leucocytaire. Lors des poussées, un dépôt de fibrine se forme au collet des dents.
Dermatite à IgA linéaires	Auto-immune	Tableau clinique très variable ; chez l'adulte, éruption polymorphe avec des bulles de taille variable ; dans 20-30% des cas, on observe des lésions muqueuses ; chez l'enfant, en général dans la 2ᵉ enfance, lésions vésiculeuses groupées en rosettes ou en bouquets ; atteinte muqueuse inconstante mais parfois sévère.	Elle réalise le même tableau clinique que la pemphigoïde cicatricielle ; les lésions buccales peuvent être isolées, surtout chez le sujet âgé.
Bulles de succion	Mécanique	Bulles à contenu clair ou hémorragique, obtenues par aspiration sous vide.	Bulles uniquement réalisées sur la peau.

Lichen plan bulleux	Auto-immune (?)	Vésicules ou bulles apparaissant en général lors d'une poussée d'activité, le plus souvent sur une lésion lichénienne pré-existante.	Aspect clinique identique sur la muqueuse buccale.
Bulloses des diabétiques	Inconnue	Bulles translucides, quelquefois hémorragiques, sans érythème périphérique, de taille variable, siégeant sur le dos et les faces latérales des mains et des pieds, les jambes et les avant-bras. Pas de lésions muqueuses.	Pas de lésions buccales décrites.
Bullose des hémodialysés	Inconnue	Lésions ressemblant à celles de la porphyrie cutanée tardive, sans grains de milium ni hypertrichose associés.	Pas de lésions buccales décrites.
Photodermatose bulleuse	Inconnue	Lésions ressemblant à celle de la porphyrie cutanée tardive, dues à l'acide nalixidique, au furosémide, aux tétracyclines, au naproxène, à l'amiodarone.	Pas de lésions buccales décrites.
Mastocytose bulleuse	Libération des médiateurs	Bulles claires, séro-hématiques, tendues, de taille variable, cicatrisant sans séquelles.	Pas de lésions buccales décrites.
		Clivage sous la lamina densa	
Epidermolyses bulleuses dystrophiques ou dermatolytiques	Héréditaire (autosomique dominante ou récessive)	On distingue six formes principales : - épidermolyse bulleuse dystrophique de type Hallopeau-Siemens (récessive) : éruption bulleuse généralisée, précoce, prédominant aux extrémités des membres ; cicatrisation lente avec séquelles (cicatrices atrophiques, syndactylies, contracture en flexion, grains de milium) ; lésions muqueuses (sténose oesophagienne et anale) responsables d'une malnutrition et d'un retard staturo-pondéral ; décès souvent dans les 3 premières décennies. - épidermolyse bulleuse dystrophique dite non Hallopeau-Siemens ou mitis (récessive) : absence de déformations graves. - épidermolyse bulleuse dystrophique de Cockayne-Touraine (dominante) : éruption bulleuse généralisée présente à la naissance ou apparaissant dans la petite enfance, prédominant aux pieds, mains, genoux, coudes ; dystrophies cicatricielles peu sévères ; anomalies unguéales (pachyonychie) ; muqueuses souvent épargnées. - épidermolyse bulleuse dystrophique albopapuloïde de Pasini (dominante) : semblable à la précédente avec apparition de papules blanchâtres lors de l'adolescence. - épidermolyse bulleuse dystrophique prétibiale (dominante) : dans l'enfance, lésions bulleuses et cicatricielles sur la face antérieure des jambes et du dos des pieds. - épidermolyse bulleuse dystrophique transitoire du nouveau-né.	- bulles et érosions post-bulleuses ; cicatrisation lente avec disparition progressive de la souplesse des tissus (diminution de l'ouverture buccale), limitation de la protraction linguale, profondeur des vestibules ; dysplasie de l'émail. - bulles et érosions peu fréquentes et peu étendues; peu de séquelles. - pas de lésions, pas de dysplasie de l'émail. - pas de lésions buccales décrites. - pas de lésions buccales décrites. - pas de lésions buccales décrites.

Dermatite herpétiforme****	Auto-immune	Lésions papulo-vésiculeuses symétriques, rarement bulleuses, accompagnées d'un prurit prononcé d'évolution chronique, associées régulièrement à une entéropathie au gluten ; dépôts d'IgA et de C3 au sommet des papilles dermiques.	Lésions buccales peu fréquentes, érosives ou quelquefois vésiculeuses.
Epidermolyse bulleuse acquise	Auto-immune	Touche surtout l'adulte et peut se présenter sous différentes formes : - forme chronique acrale de l'adulte jeune : lésions bulleuses en peau saine, prédominant sur les zones de frottement ; donnant des cicatrices atrophiques et des grains de milium. Fréquemment, il existe une dystrophie unguéale, une atteinte oesophagienne ou conjonctivale. - forme dite « inflammatoire » du sujet âgé : apparition de lésions bulleuses sur une peau urticarienne. - formes avec uniquement des lésions du visage et du cuir chevelu.	- ulcérations post-bulleuses bucco-pharyngées donnant des cicatrices atrophiques. - pas de lésions buccales décrites. - pas de lésions buccales décrites.
Porphyrie cutanée tardive****	Phototoxique	Se rencontre surtout chez l'homme après 40 ans, souvent associée à un éthylisme ; il existe des facteurs déclenchants (alcool, certains médicaments, virus de l'hépatite C) ; selon le défaut enzymatique, on distingue trois types mais le tableau clinique cutané reste toujours le même : fragilité cutanée, bulles séreuses ou hémorragiques, érosions, parfois bulloses actiniques ; hypertrichose surtout dans la région malaire et dermatose actinique chronique avec vieillissement prématuré.	Bulles et érosions post-bulleuses touchant uniquement la demi-muqueuse labiale.
Erysipèle	Infectieuse	Placard érythémateux, douloureux, infiltré, à bords périphériques surélevés siégeant le plus souvent sur le visage ou les membres inférieurs ; apparition brutale, précédée de fièvre et de frissons ; parfois formation de bulles sur le placard.	Il ne semble pas y avoir d'équivalent sur la muqueuse buccale.
Erythème polymorphe (type dermique)	Hypersensibilité	Lésions comparables à celles de l'érythème polymorphe mineur (type épidermique) mais elles sont profuses, associées à des lésions péri-orificielles et des signes généraux. Ce tableau correspond à l'érythème polymorphe majeur, jadis dite forme de Claude-Bernard.	Lésions comparables à celles de l'érythème polymorphe mineur mais beaucoup plus étendues.
Lupus érythémateux systémique	Auto-immune	Décollement bulleux ressemblant à celui de la nécrolyse épidermique toxique, pouvant survenir lors des poussées d'activité.	Certaines ulcérations superficielles sont probablement d'origine post-bulleuse.
Lymphangiomes	Malformative	Pseudovésicules de 1 à 5 mm de diamètre, groupées en placards irréguliers ou en bouquets contenant un liquide clair (lymphe) ou rouge (lymphe et sang).	Lésions d'aspect identique intéressant le plus souvent les 2/3 antérieurs de la langue mobile.
Sclérodermie	Blocage des lymphatiques dermiques par la sclérose	Bulles à liquide clair ou hémorragique apparaissant sur une morphée.	Pas de lésions buccales décrites.

Lichen scléro-atrophique	Inconnue	Papules non prurigineuses au relief peu marqué, blanc nacré, brillantes, de quelques millimètres de diamètre, dont le centre est souvent déprimé. Touche principalement la muqueuse génitale. Quelquefois, il y a des bulles hémorragiques avec des grains de milium.	Dans le lichen scléro-atrophique, la possibilité d'une atteinte éventuelle de la muqueuse buccale est controversée.
Amylose bulleuse (primaire généralisée)	Inconnue, surcharge	Lésions vésiculeuses ou bulleuses, le plus souvent à contenu hémorragique, siégeant dans la lamina lucida ou le derme superficiel.	Lésions vésiculeuses ou bulleuses, le plus souvent à contenu hémorragique.
Maladie de Waldenström	Inconnue	Quelquefois lésions bulleuses en rapport avec des dépôts d'IgM.	Pas de lésions buccales décrites.
Mycosis fongoïde	Inconnue	Rarement, bulles avec un plan de clivage le plus souvent sous-épithélial.	Pas de lésions buccales décrites.
Mycoses	Hypersensibilité	Réaction auto-eczémateuse : œdème sous-épithélial aboutissant à la formation de vésicules, voire de bulles.	Des ulcérations post-bulleuses peuvent être observées exceptionnellement lors d'une candidose aiguë.
Lèpre	Inconnue	Lésions bulleuses exceptionnellement observées dans la forme lépromateuse.	Pas de lésions buccales décrites.
Anginosa bullosa hemorrhagica		Pas de lésions cutanées équivalentes.	Large décollement contenant un liquide hémorragique, survenant sans signe d'accompagnement, touchant les joues, le voile du palais ou ses piliers, la paroi oro-pharyngée; semble favorisé par les traumatismes et les sprays contenant des corticoïdes.

Tableau 4 - Classification des bulles cutanéo-muqueuses d'après le niveau de clivage avec rappel des principales données étiopathogéniques et cliniques (d'après [12, 30, 69, 70, 71])

*   niveau de clivage variable, suprabasal ou plus haut situé, ou sous-épithélial
**   niveau de clivage variable, suprabasal ou plus haut situé
***   niveau de clivage en réalité intra-épithélial
**** niveau de clivage quelquefois dans la lamina lucida (bulles jonctionnelles)

5 Diagnostic positif et diagnostic différentiel

Dans la cavité buccale, l'observation d'une bulle est exceptionnelle. Mais lorsqu'elle est présente, l'aspect de son contenu apporte une indication sur le niveau de clivage : un contenu clair est en faveur d'un clivage superficiel, en général intra-épithélial (pemphigus vulgaire...), un contenu hémorragique en faveur d'un décollement sous-épithélial (pemphigoïde cicatricielle, épidermolyse bulleuse dystrophique...). L'élimination du toit de la bulle donne naissance à une ulcération superficielle mais il persiste souvent des petits lambeaux d'épithélium décollé en périphérie ; leur mise en évidence avec une sonde confirme la nature post-bulleuse de l'ulcération. Exceptionnellement le toit affaissé de la bulle est encore présent et il peut être facilement soulevé avec une sonde. Selon le niveau de clivage, l'ulcération se recouvre plus ou moins rapidement d'un enduit fibrino-leucocytaire. Dans le pemphigus vulgaire par exemple, la persistance de la membrane basale retarde la formation de l'enduit fibrino-leucocytaire : au stade initial, le fond de d'ulcération post-bulleuse reste rouge pendant 48 à 72 heures et il contraste souvent avec l'aspect blanchâtre de la muqueuse en périphérie ; il n'y a pas d'inflammation associée et l'aspect blanchâtre est du à un début de décollement de la muqueuse. Au contraire, dans la pemphigoïde cicatricielle, l'enduit fibrino-leucocytaire se forme presque instantanément : l'ulcération post-bulleuse à un fond blanc jaunâtre qui contraste avec l'érythème périphérique (la pemphigoïde cicatricielle est associée à une inflammation importante surtout lors des poussées). Dans les régions où la fibromuqueuse gingivale présente une poussée, on retrouve à la sonde un dépôt blanchâtre au collet des dents qui correspond à un exsudat fibrino-leucocytaire provenant du sulcus également atteint par l'affection.

Les lésions buccales de la pemphigoïde cicatricielle [2, 6, 10, 14, 41, 47], et plus rarement celles du pemphigus, se traduisent par une gingivite érosive chronique dite gingivite desquamative. Il faut éviter d'utiliser ce terme car il est source de confusion : trop de praticiens considèrent que c'est un diagnostic. Ce tableau clinique peut également être observé dans le lichen plan (Tab.5). Toute érosion ou ulcération buccale superficielle, chronique, isolée doit faire suspecter une DBAI car, dans le pemphigus ou la pemphigoïde cicatricielle, les lésions buccales précédent, parfois de plusieurs mois, les lésions cutanées.

Auteurs	Année	Nombre de malades	PC (%)	LP (%)	PV (%)	Autres (%)	Sans cause (%)
Mac Carthy	1960	13	42	10	5	0	42
Niesengard	1981	100	35	28	3	0	33
Rogers	1982	41	88	2	5	0	5
Markopoulos	1996	49	45	45	6	0	4
Chauchaix	1998	33	39	36	15	7	3
Yih	1998	72	40	42	4	5*	9

Tableau 5 - Etiologie des gingivites érosives chroniques (appelées jadis gingivites desquamatives) d'après Vaillant [84].
Lupus (1cas) – érythème polymorphe (1cas) * dermatose à IgA linéaire (3%) et pemphigoïde bulleuse (2%)
PC : pemphigoïde cicatricielle ; LP : lichen plan ; PV : pemphigus vulgaire

6 Traitement

Dans de nombreuses maladies bulleuses, les lésions cutanées sont isolées ou dominent le tableau clinique ; les lésions de la muqueuse buccale absentes, mineures ou méconnues, Dans certaines affections, au contraire, l'atteinte de la muqueuse buccale est ou peut être isolée (pemphigoïde cicatricielle, érythème polymorphe...) ou constituer la principale manifestation de l'affection. Lorsqu'il existe un signe de Nikolski, les premières lésions apparaissent souvent sur la muqueuse buccale car elle est régulièrement traumatisée lors de la fonction et des soins d'hygiène bucco-dentaire.

Pour les lésions buccales des maladies bulleuses, le traitement comporte un traitement local associé ou non à un traitement systémique ; ce dernier correspond le plus souvent à celui des lésions cutanées.

6.1 Traitement local

6.1.1 Soins d'hygiène bucco-dentaire

Dans la cavité buccale, les bulles se transforment presque instantanément en ulcérations post-bulleuses. Cette solution de continuité de la muqueuse buccale favorise la surinfection des lésions, surtout si les soins d'hygiène bucco-dentaire sont ou deviennent insuffisants. La douleur liée aux ulcérations post-bulleuses gêne la fonction lors de la mastication, de la déglutition et de la phonation. Cette limitation de la fonction réduit fortement l'auto-nettoyage de la cavité buccale. De plus, en raison des douleurs, le sujet ne peut plus effectuer correctement ses soins d'hygiène bucco-dentaire. Tout ceci aboutit à la formation d'un biofilm important, recouvrant aussi bien les dents que la muqueuse. Il favorise la prolifération de la flore bactérienne et la prescription d'une antibiothérapie ne suffit pas à contrôler la surinfection. De même, les bains de bouche réduisent la flore buccale de surface mais ils agissent peu sur le biofilm qui reste colonisé. Ce dernier doit être éliminé par une action mécanique : tant que le brossage des dents n'est pas possible, on procède à son élimination avec des compresses humides, trempées de préférence dans l'eau oxygénée, que l'on passe sur les dents et toute la muqueuse, au minimum sur la fibromuqueuse lorsque les douleurs sont trop vives. C'est la seule façon d'éviter une surinfection des lésions buccales qui normalement guérissent plus rapidement que les lésions cutanées. En présence d'une surinfection, l'ordre chronologique peut-être inversé et la guérison des lésions buccales demande parfois deux à trois semaines avec persistance de la dysphagie.

6.1.2 Traitement topique

On distingue :

- le traitement symptomatique qui est conseillé dès qu'il existe des douleurs buccales ou une odynophagie. Si les lésions sont de petite taille, on conseille d'utiliser un anesthésique de contact, de préférence dans une pâte adhésive (par exemple, le Solcoséryl Dental®) afin que son action reste limitée à une petite surface. Les bains de bouche à visée antalgique ou à base d'AINS dissous (le plus souvent de l'aspirine à saturation) n'ont qu'une efficacité relative et passagère ; dans certains cas ils peuvent entraîner des brûlures.

- le traitement étiologique qui repose principalement sur les corticoïdes, et accessoirement des bains de bouche à base d'immunosuppresseurs.

Après le retrait du commerce des glossettes de 17 - valérate de bétaméthasone (Betneval buccal®), il ne reste plus que le Kénacort A Orabase® (acétonide de triamcinolone) comme corticoïdes en présentation topique, spécifique de la muqueuse buccale. Malheureusement, cette pâte adhésive est difficile à manipuler et sa composition peu appréciée des patients.

Comme il n'y a pas de formes galéniques réellement adaptées pour le traitement des lésions buccales, on retrouve dans la littérature les propositions de traitement les plus diverses. Les dermocorticoïdes, qu'ils soient sous forme de crème, pommade ou gel, ne sont pas adaptés pour le traitement topique des lésions buccales ; leur application est difficile, leur efficacité réduite. Différentes solutions préparées extemporanément sont proposées mais elles constituent le plus souvent seulement un traitement d'appoint. On peut réaliser des bains de bouche avec une solution de prednisolone (Solupred® - Fr, 2 cp de 20 mg dans une demi-verre d'eau) ou de bétaméthasone (Betnesol® - CH, 4 cp de 0,5 mg dans un demi-verre d'eau). On peut également avoir recours à des injections intra- ou sous-lésionnelles de méthylprednisolone (Dépo-Médrol® Lidocaïne) ou d'acétonide de triamcinolone (Kenacort® A10/A40) ; ce dernier produit est constitué par une suspension cristalline dont la résorption dans le chorion est parfois incomplète. Enfin, on peut aussi essayer des pulvérisations de corticoïdes en utilisant les nébulisateurs prévus pour le traitement de l'asthme, comme par exemple le diproprionate de béclométhasone (Becloforte®).

Les immunosuppresseurs en bains de bouche sont parfois proposés. Ce fut d'abord la ciclosporine qui a été supplanté par le tacrolimus (suspension à 0,03%) qui semble mieux pénétrer la barrière épithéliale. C'est un traitement relativement coûteux dont l'indication devient très limitée lorsque l'on évalue le bénéfice/coût.

6.2 Traitement systémique

6.2.1 Traitement symptomatique

Lorsque les douleurs ne sont pas trop vives, une alimentation liquide et glacée, associée à un traitement antalgique à base d'AINS, permet le plus souvent d'attendre le début de la cicatrisation qui s'accompagne d'une diminution rapide de l'intensité des douleurs. Quelquefois l'importance de l'odynophagie nécessite la mise en place d'une sonde naso-gastrique. Dans les formes hyperalgiques où le patient est incapable d'avaler sa salive, un traitement antalgique à base de morphine est parfois nécessaire.

6.2.2 Traitement étiologique

Le traitement étiologique doit être réalisé si possible : éviction du gluten dans la dermatite herpétiforme, recherche de l'étiologie infectieuse ou médicamenteuse dans l'érythème polymorphe... Dans les maladies bulleuses héréditaires, on peut espérer que la thérapie génique permettra prochainement de corriger le défaut de cohésion. La compréhension des DBAI a beaucoup progressé mais l'étiologie du processus auto-immun reste incomprise : on ne peut donc pas proposer de traitement étiologique mais seulement un traitement immunosuppresseur.

La plupart des maladies bulleuses non héréditaires nécessitent un traitement systémique. Seul ce traitement va être abordé dans les grandes lignes, les soins locaux spécifiques des lésions cutanées – qu'ils soient à visée symptomatique ou étiologique – ne seront pas évoqués.

Pour les DBAI (Tab. 6), on a recours à un traitement immunosuppresseur à base de corticoïdes. La prednisone, à dose de 0,5 à 1,5 $mg.kg^{-1}.j^{-1}$, représente le corticoïde per os de référence [10, 11, 29, 60, 78]; d'autres molécules comme la prednisolone [39] ou la méthylprednisolone sont parfois prescrites. Les corticoïdes réduisent la synthèse des auto-anticorps et inhibent la libération des médiateurs pro-inflammatoires ; ils sont donc souvent prescrits seuls au début du traitement. Après la phase initiale, ils sont associés à d'autres immunosuppresseurs (aziathioprine, cyclophosphamide, méthotréxate, mycophénolate mofétil, tacrolimus...) ce qui permet de diminuer leurs doses donc leurs effets secondaires. La posologie est adaptée en fonction de l'évolution des lésions cutanées.

Lorsqu'elles sont contrôlées, il persiste souvent encore quelques lésions buccales que l'on ne cherche pas à éliminer car ceci nécessiterait une augmentation importante de la posologie.

La pemphigoïde cicatricielle, qui est la DBAI la plus fréquemment rencontrée en Médecine Dentaire, occupe une place à part parmi les DBAI, car son traitement n'est pas toujours nécessaire et le traitement habituel des DBAI (corticothérapie systémique associée ou non à des immunosuppresseurs) est peu efficace. On observe surtout des formes où l'atteinte de la fibromuqueuse gingivale est isolée, exceptionnellement associée à une atteinte de la muqueuse libre ou à une atteinte oculaire qui doit être néanmoins systématiquement recherchée. Le traitement est adapté à l'activité et la gravité de la maladie. Le plus souvent, le traitement local (soins d'hygiène bucco-dentaire et applications de Kenacort A Orabase® le soir sur les zones d'activité ; l'activité se traduit par une augmentation de l'érythème et l'apparition de douleurs) est suffisante pour contrôler la maladie. Lorsque la poussée d'activité est plus importante et/ou plus étendue, on prescrit un traitement systémique. Pour des raisons peu précises, la corticothérapie et les immunosuppresseurs sont peu efficaces, surtout pour les lésions intéressant la fibromuqueuse gingivale. On utilise des médicaments anti-inflammatoires – la dapsone (Disulone®) [8] non commercialisée en Suisse – ayant également un effet immunosuppresseur – la sulfasalazine (Salazopyrin®) -.

La dapsone est une sulfone, apparentée aux sulfonamides, qui possède des propriétés anti-bactériennes (surtout sur le bacille de Hansen) et anti-inflammatoires en agissant directement sur les polynucléaires. Elle représente pour beaucoup d'auteurs le traitement de première intention de la pemphigoïde cicatricielle (100 – 150 mg.j^{-1}), bien que son efficacité n'ait jamais été démontrée par des études contrôlées. Elle semble plus indiquée dans les formes peu évolutives, dans les formes débutantes ou lors des poussées inflammatoires. En raison de son action quasi constante sur l'hémolyse, elle ne peut être prescrite qu'après avoir écarté un déficit en G-6-PD et en réalisant régulièrement un hémogramme avec dosage de la méthémoglobinémie (max. 7 %), d'abord toutes les semaines pendant le premier mois, puis une fois par mois.

La sulfasalazine a un mode d'action qui n'est pas complètement élucidé. Dans ses indications habituelles (polyarthrite rhumatoïdes et maladies inflammatoires chroniques de l'intestin), son efficacité dépend de ses effets anti-inflammatoires et immunosuppresseurs. En dermatologie, elle a d'abord été utilisée dans le traitement du lupus érythémateux chronique, puis dans d'autres affections (pyoderma gangrenosum, dermatite herpétiforme…) et dans la pemphigoïde cicatricielle. Prescrite à la dose de 1,5 – 2 g.j^{-1}, son efficacité doit être évaluée après 4 à 8 semaines. En cas d'inefficacité ou d'apparition de résistance au traitement, l'augmentation de la posologie doit se faire avec prudence en raison d'effets secondaires potentiellement graves. Certains effets secondaires dose-dépendants sont fréquents, bénins et passagers (nausées, vomissements, céphalées). D'autres, indépendants de la dose, sont rares mais potentiellement sévères (neutropénie, élévation des transaminases, réactions cutanéo-muqueuses…). La surveillance du traitement comporte une numération-formule sanguine et un bilan hépatique tous les 15 jours pendant deux mois puis tous les trois mois.

Maladies	Traitement
Pemphigus	Prednisone Immunosuppresseurs
Pemphigoïde bulleuse	Prednisone Dermocorticoïdes
Pemphigoïde cicatricielle	Dapsone Sulfasalazine Immunosuppresseurs
Pemphigoïde gravidique	Prednisone
Dermatite herpétiforme	Dapsone Régime sans gluten
Dermatose à IgA linéaires	Dapsone Sulfasalazine Prednisone
Épidermolyse bulleuse acquise	Prednisone Immunosuppresseurs

Tableau 6 - Traitement des DBAI.

7 Présentation de cas

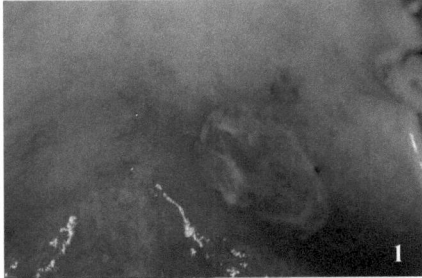

Fig. 1 : ♀, 41 ans, brûlure thermique.
Bulle sur le voile du palais après contact avec un aliment trop chaud ; la bulle est rompue mais le toit est encore présent (bulle cytolytique).

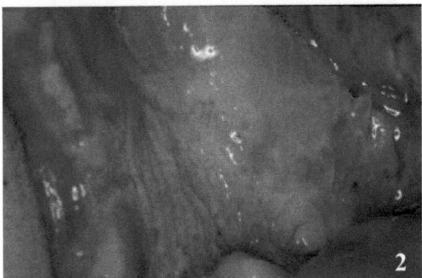

Fig. 2 : ♂, 33 ans, brûlure chimique.
Large plage de nécrose épithéliale touchant le vestibule inférieur et la face interne de la joue, due à l'application topique, dans un but antalgique, d'un comprimé d'aspirine dans le vestibule inférieur en regard d'une dent douloureuse (bulle cytolytique).

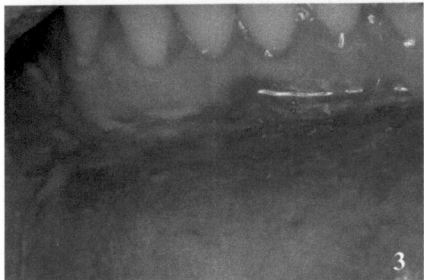

Fig. 3 : ♀, 35 ans, brûlure chimique.
Plage de nécrose épithéliale après application topique, dans un but antalgique, de vinaigre (bulle cytolytique).

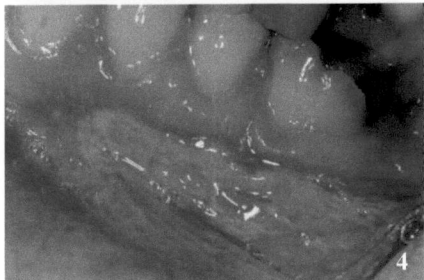

Fig. 4 : ♂, 54 ans, brûlure chimique.
Plage de nécrose épithéliale bien limitée dans le vestibule inférieur après application topique sur un coton de Plak-out® non dilué (bulle cytolytique).

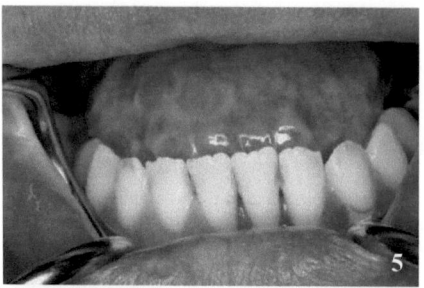

Fig. 5 : ♀, 28 ans, brûlure chimique.
Nécrose épithéliale intéressant une grande partie de la muqueuse buccale, secondaire au contact accidentel avec un produit ménager à base de soude caustique (bulle cytolytique).

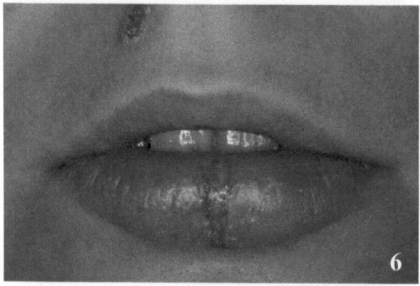

Fig. 6 : ♀, 18 ans, impétigo.
Cette infection est d'origine streptococcique (forme de Tilbury-Fox) ou staphylococcique (forme de Bockhart). Bulles cutanée et muqueuse en voie de dessiccation (bulle par spongiose) ; la stomatite impétigineuse de Sevestre et Gastou, secondaire à un impétigo cutané, ne s'observe plus.

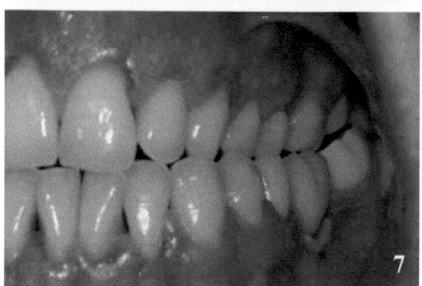

Fig. 7 : ♀, 44 ans, pemphigus vulgaire.
Au stade initial, les lésions sont très limitées et intéressent seulement la fibromuqueuse gingivale vestibulaire supérieure. Elles se traduisent par des petites plaques érythémateuses siégeant le plus souvent près du bord libre de la gencive. Il est apparu ultérieurement des lésions pharyngées sans que les lésions buccales continuent à s'étendre.

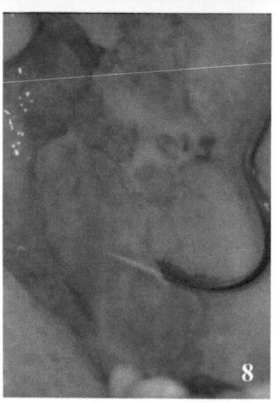

Fig. 8 : ♀, 70 ans, pemphigus vulgaire.
Lésion récente, étendue, de la face interne de la joue : le quart supéro-postérieur de la lésion a un aspect typique (fond érythémateux et pourtour blanchâtre), le reste de la lésion est encore recouvert par le toit de la bulle. L'abord tangentiel de la lésion permet de passer la sonde entre le toit et le plancher de la bulle.

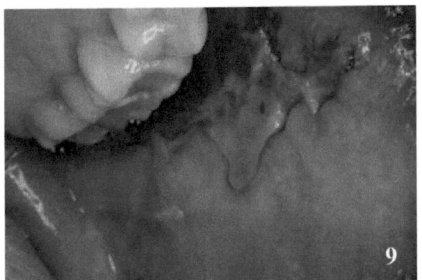

Fig. 9 : ♂, 42 ans, pemphigus vulgaire.
Lésion jugale encore recouverte par le toit de la bulle. Noter qu'il existe en dessous de cette dernière une petite lésion, également recouverte par le toit d'une bulle siégeant sur la ligne occlusale.

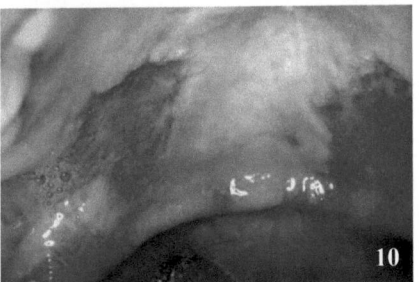

Fig. 10 : ♂, 37 ans, pemphigus vulgaire.
Lésions vélaires d'aspect typique au stade initial : ulcérations superficielles, à fond érythémateux, entourées d'une muqueuse blanchâtre, siégeant dans une région régulièrement traumatisée lors de l'alimentation.

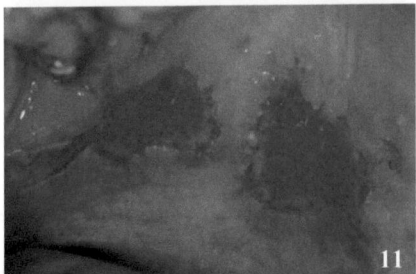

Fig. 11 : ♂, 60 ans, pemphigus vulgaire.
Lésions d'aspect typique siégeant également sur le voile du palais mais où l'on voit apparaître un enduit fibrino-leucocytaire qui ne s'observe jamais au stade initial ; il met en général 48 à 72 heures pour se former.

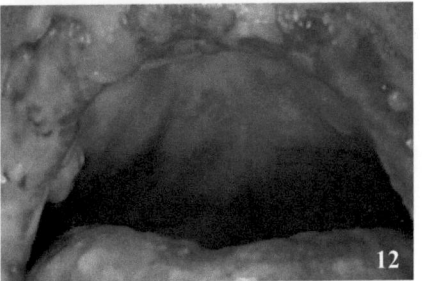

Fig. 12 : ♂, 48 ans, pemphigus vulgaire.
Lésions profuses, d'apparition récente, intéressant la demi-muqueuse labiale, le dos de la langue, le voile du palais (et les joues) chez un sujet qui a pris l'initiative d'arrêter son traitement immunosuppresseur.

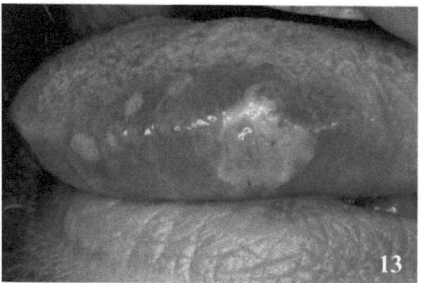

Fig. 13 : ♂, **46 ans, pemphigus vulgaire.**
Lésions anciennes, de tailles différentes, recouvertes d'un enduit fibrino-leucocytaire, qui avaient été considérées comme des aphtes ; ce diagnostic aurait pu être facilement écarté car il ne s'agit pas d'ulcérations creusantes, reposant sur une base indurée.

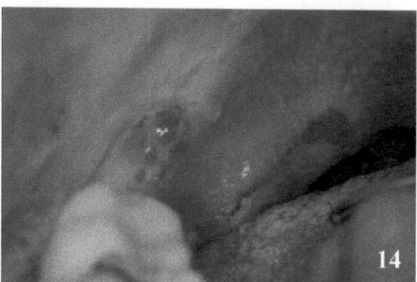

Fig. 14 : ♂, **41 ans, pemphigus végétant.**
La lésion vélaire a l'aspect caractéristique d'une lésion de pemphigus vulgaire tandis que celle du trigone rétro-molaire est composée de petites proliférations blanchâtres ou érythémateuses lui donnant un aspect polylobulé (les lésions cutanées étaient typiques d'un pemphigus végétant).

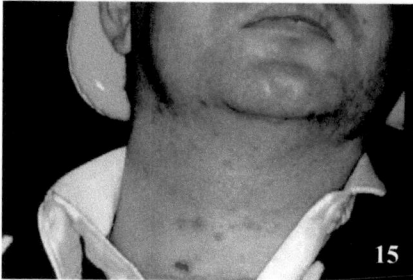

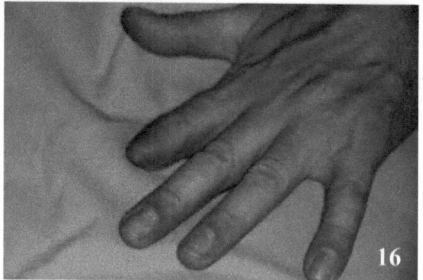

Fig. 15 et 16: ♂, **37 ans, pemphigus vulgaire.**
Patient peu compliant, qui persiste à porter un col de chemise fermé, ce qui conduit au développement de lésions bulleuses (Fig. 15). La corticothérapie a favorisé l'apparition d'un panaris compliqué par une ostéite ayant nécessité l'amputation de la dernière phalange de l'index (Fig. 16).

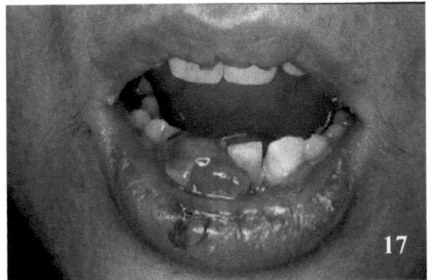

Fig. 17 : ♂, 34 ans, pemphigus vulgaire.
La corticothérapie a entraîné le développement d'un granulome pyogénique sur la lèvre inférieure favorisé par une hygiène bucco-dentaire insuffisante.

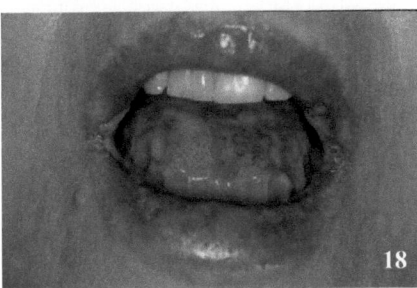

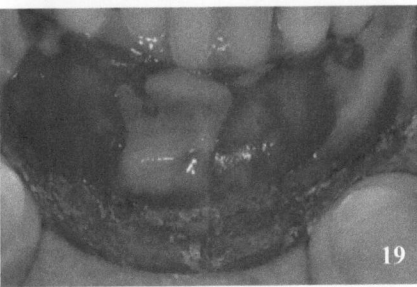

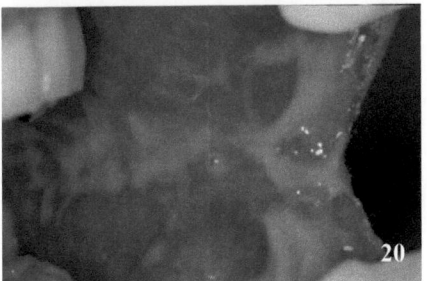

Fig. 18-20 : ♀, 61 ans, pemphigus paranéoplasique.
Ulcérations post-bulleuses intéressant l'ensemble de la cavité buccale évoluant depuis quelques jours, la présence de lésions sur la demi-muqueuse labiale faisait évoquer un érythème polymorphe (Fig. 18) ; les lésions cutanées étaient très discrètes et non spécifiques. Les lésions buccales se sont étendues rapidement, intéressant la presque totalité de la muqueuse. Elles associent plages érythémateuses et ulcérations le plus souvent recouvertes par le toit de la bulle (Fig. 19 et 20). C'est l'examen histopathologique avec immunofluorescence directe et surtout l'immunofluorescence indirecte qui ont permis d'orienter vers le diagnostic de pemphigus paranéoplasique ; les investigations complémentaires (radiographie du thorax révélant une pleurésie bilatérale...) ont rapidement abouti à la découverte d'un lymphome.

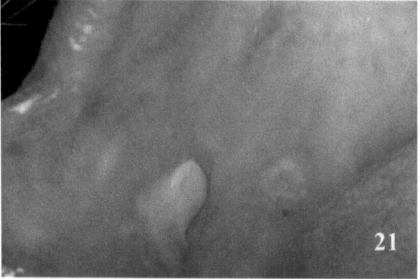
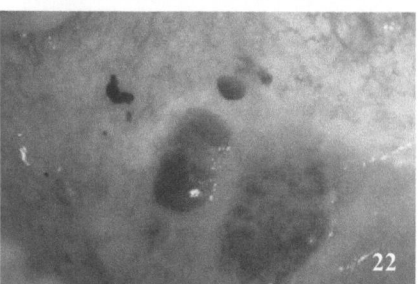

Fig. 21 et 22 : ♀, **87 ans, pemphigoïde bulleuse.**
Exceptionnellement il y a sur la muqueuse buccale de nombreuses bulles ayant conservé leur toit. Deux bulles rompues sur la face interne de la joue droite (Fig. 21) et quatre bulles non-rompues sur celle de la joue gauche (Fig. 22); le contenu de ces dernières bulles est hémorragique, ce qui est en faveur d'un décollement sous-épithélial.

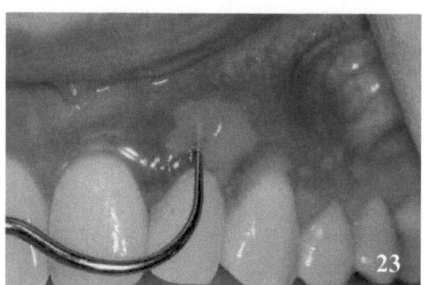

Fig. 23 : ♀, **50 ans, pemphigoïde cicatricielle.**
Bulle rompue siégeant sur la fibromuqueuse vestibulaire supérieure (siège préférentiel); avec l'aide d'une sonde, on confirme facilement le diagnostic de bulle. Le reste de la fibromuqueuse gingivale est aussi atteint : la gencive qui a perdu son aspect granité, est rouge, luisante et par endroits turgescente.

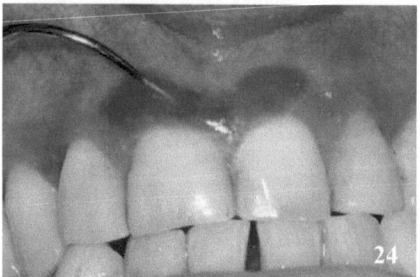

Fig. 24 : ♀, **54 ans, pemphigoïde cicatricielle.**
Premières manifestations se traduisant par une bulle à contenu hématique intéressant la fibromuqueuse gingivale vestibulaire supérieure dans la région médiane. En réalité, l'atteinte est beaucoup plus étendue et touche l'ensemble de la fibromuqueuse vestibulaire.

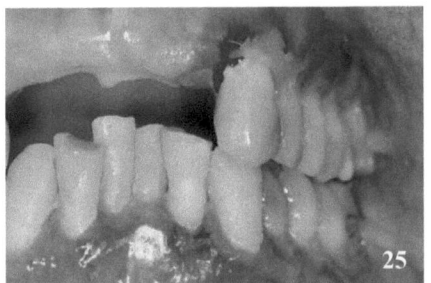

Fig. 25 : ♀, 68 ans, pemphigoïde cicatricielle. Lésions profuses touchant la fibromuqueuse vestibulaire, supérieure (excepté dans la zone édentée) et inférieure, constituées par une alternance d'ulcérations post-bulleuses (quelquefois encore recouvertes par le toit de la bulle) et de plages plus ou moins érythémateuses. Les ulcérations très récentes qui ne sont pas encore recouvertes par un enduit fibrino-leucocytaire, saignent au contact.

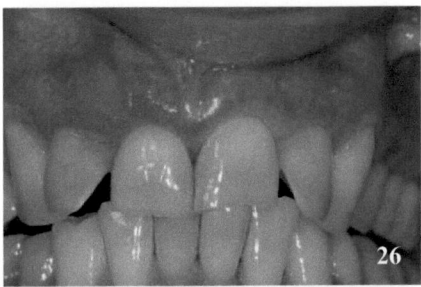

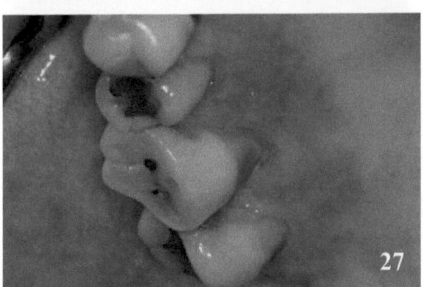

Fig. 26 et 27 : ♀, 72 ans, pemphigoïde cicatricielle. L'affection est peu active : la fibromuqueuse gingivale vestibulaire est légèrement érythémateuse et luisante ; la disparition de l'aspect granité et la teinte inhomogène doivent faire évoquer le diagnostic de pemphigoïde cicatricielle (Fig. 26). Le plus souvent, il existe une atteinte de la fibromuqueuse gingivale palatine qui est en continuité, par l'intermédiaire des papilles interdentaires, avec l'atteinte vestibulaire (Fig. 27). Pour ce cas, l'atteinte palatine qui se traduit par un érythème non homogène, est bien visible ; elle est le plus souvent discrète et beaucoup moins étendue.

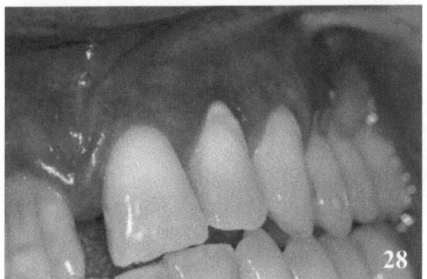

Fig. 28 : ♂, 55 ans, pemphigoïde cicatricielle. Atteinte diffuse de la fibromuqueuse gingivale vestibulaire se traduisant par une muqueuse lisse, érythémateuse. L'érythème qui est plus marqué sur le bord libre de la gencive à la hauteur de la 22, correspond à une poussée d'activité localisée. Cette poussée qui n'aboutit pas à la formation d'une bulle, a entraîné néanmoins l'élimination de l'épithélium dans le sulcus, d'où l'important dépôt de fibrine au collet de la dent ; ce dépôt ne doit pas être confondu avec le biofilm dentaire.

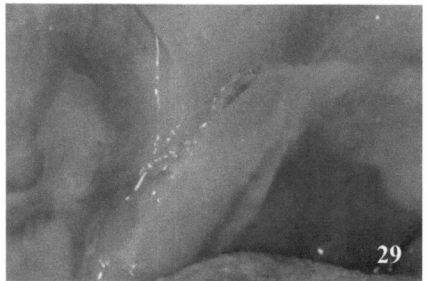

Fig. 29 : ♀**, 78 ans, pemphigoïde cicatricielle.**
Plus rarement, les lésions touchent la muqueuse libre. Large bulle rompue siégeant sur le voile du palais et le pilier antérieur droit du voile et ulcération post-bulleuse jugale droite, recouverte d'un enduit fibrino-leucocytaire.

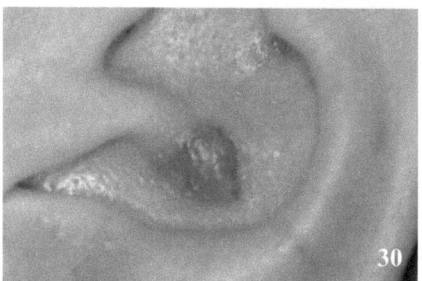

Fig. 30 : ♀**, 69 ans, pemphigoïde cicatricielle.**
Les lésions cutanées sont rares : pour ce cas, bulle cutanée unique touchant la conque de l'oreille.

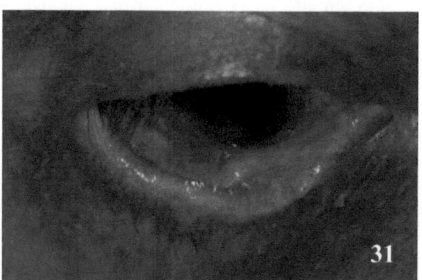

Fig. 31 : ♂**, 94 ans, pemphigoïde cicatricielle.**
Synéchie conjonctivale sans atteinte des autres tuniques de l'œil. L'atteinte oculaire est rarement associée à l'atteinte buccale, car il semble exister plusieurs types de pemphigoïde cicatricielle ou plutôt le tableau clinique semble dépendre des auto-anticorps présents dans le plasma.

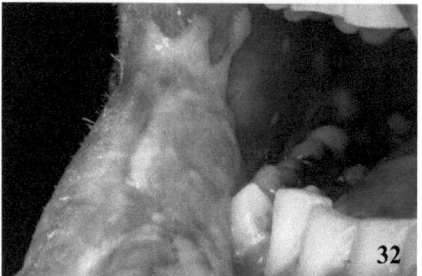

Fig. 32-35 : ♂**, 49 ans, épidermolyse bulleuse acquise.**
Dans la forme chronique acrale on observe de nombreuses lésions cutanéo-muqueuses provoquées par des traumatismes minimes. De larges bulles intéressent la muqueuse buccale, en particulier la lèvre inférieure (Fig. 32).

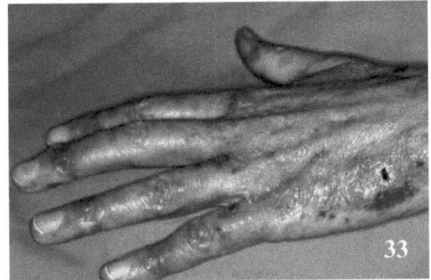

Les lésions cutanées apparaissent en peau saine et prédominent sur les zones de frottement. L'ulcération post-bulleuse est recouverte d'une croûte ; l'érythème est principalement dû à l'atrophie de la peau (Fig. 33).

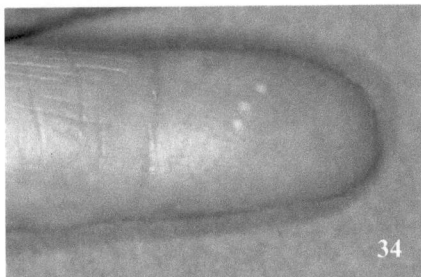

La cicatrisation donne naissance à des plages atrophiques avec des grains de milium ; l'atteinte de la pulpe des doigts entraîne la disparition des dermatoglyphes (Fig. 34).

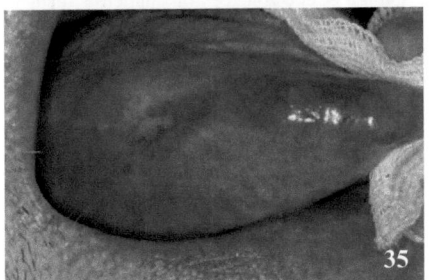

Sur la muqueuse buccale, il existe des plages atrophiques avec deux petites brides vestibulaires médianes et inférieures. L'atrophie est nette sur la muqueuse linguale où il persiste une ulcération post-bulleuse (Fig. 35) alors qu'il n'y a plus de bulles sur le revêtement cutané.

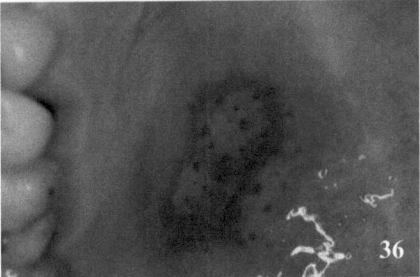

Fig. 36 : ♀, 50 ans, érythème pigmenté fixe. Ulcération post-bulleuse palatine unique, apparue après la prise de Bactrim® ; quelques mois auparavant, la prise de Bactrim® avait déjà entraîné l'apparition d'une lésion identique, au même endroit. Il n'y a pas de pigmentation résiduelle sur la muqueuse buccale.

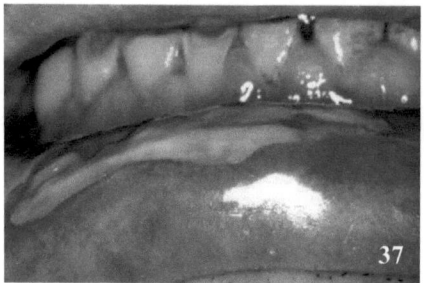

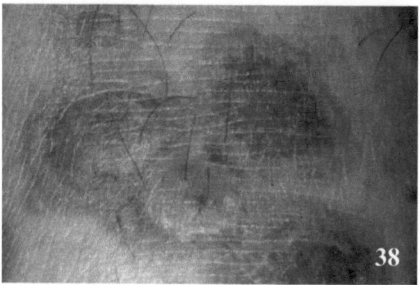

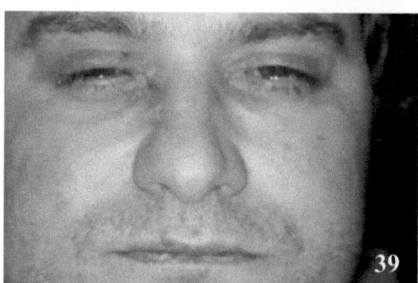

Fig. 37-40 : ♂, 36 ans, érythème polymorphe.
Il s'agit d'une forme comportant des lésions muqueuses encore recouvertes par l'épithélium décollé et nécrotique (Fig. 37), des lésions cutanées typiques en cocarde sur l'avant-bras (deux comportent les trois zones caractéristiques : une zone périphérique érythémateuse, une zone intermédiaire rouge sombre et une zone centrale bulleuse ; dans les trois autres, la bulle n'est pas encore apparue ou n'apparaîtra jamais) (Fig. 38). Il existe également une atteinte conjonctivo-palpébrale (Fig. 39) et une ulcération post-bulleuse autour du méat urinaire (Fig. 40). Ce tableau clinique est caractéristique d'une forme particulière d'érythème polymorphe, l'ectodermose (érosive) pluri-orificielle.

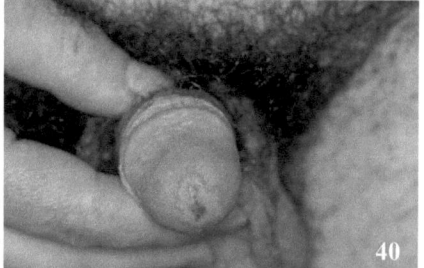

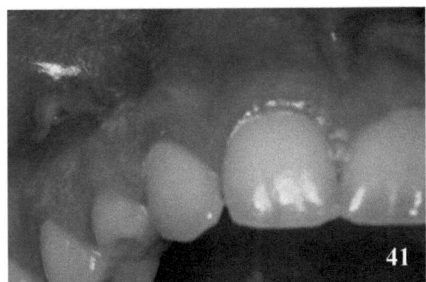

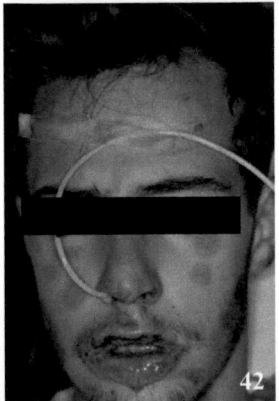

Fig. 41-43 : ♂, **18 ans, érythème polymorphe.**
Pendant deux ans, ce sujet va faire quelques épisodes d'érythème polymorphe se traduisant par une ou deux lésions buccales discrètes (Fig. 41) ; aucune étiologie n'est retrouvée. Soudain, le sujet développe un érythème polymorphe majeur qui nécessite une hospitalisation et la mise en place d'une sonde nasogastrique. Après trois semaines d'évolution, les lésions cutanées sont en voie de disparition (Fig. 42) mais le sujet ne peut toujours pas avaler sa salive car les lésions buccales persistent encore. Noter la présence de croûtes hématiques sur la demi-muqueuse labiale supérieure, assez caractéristiques d'un érythème polymorphe (Fig. 43).

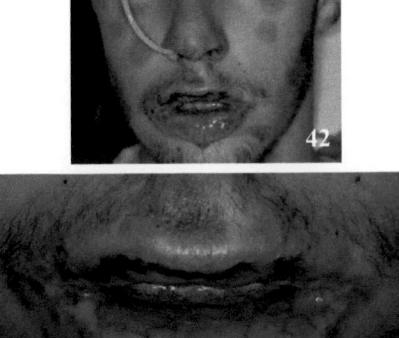

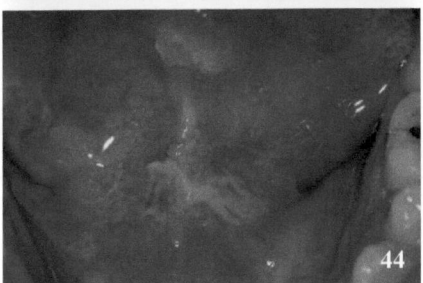

Fig. 44-45 : ♀, **15 ans, érythème polymorphe.**
Cette jeune femme a fait plusieurs épisodes intéressant uniquement la muqueuse buccale, sauf une fois où il y avait une atteinte concomitante de la muqueuse génitale. L'ulcération du plancher buccal antérieur est mal limitée et sa partie postérieure est encore recouverte par l'épithélium décollé et nécrosé (Fig. 44).

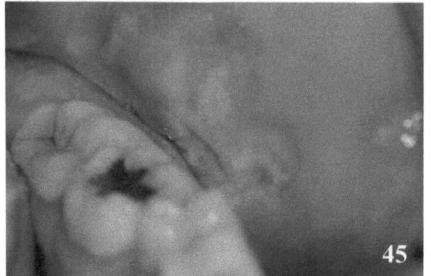

Au cours d'un autre épisode, les lésions ont un aspect typique : elles forment des papules jaunâtres et on a l'impression que la nécrose touche aussi le chorion sous-jacent (Fig. 45).

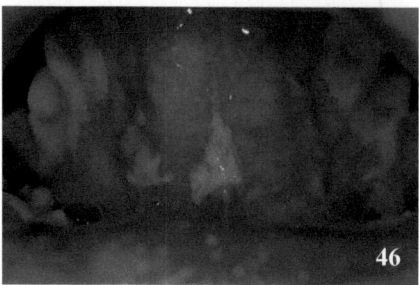

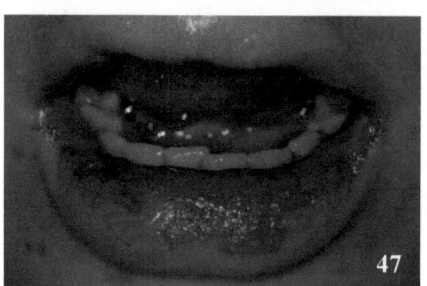

Fig. 46-47 : ♀, 24 ans, érythème polymorphe.
Apparition de lésions buccales trois jours après le début d'un traitement par le Diflucan®. Les lésions sur la face ventrale de la langue (bords droit et gauche, frein et région para-médiane droite) sont encore recouvertes par l'épithélium décollé et nécrosé. La face interne de la lèvre inférieure est érythémateuse et présente quelques petites lésions punctiformes, nécrotiques, ressemblant à des aphtes miliaires (Fig. 46). La demi-muqueuse labiale inférieure a été en grande partie éliminée : la limite entre la muqueuse saine et l'ulcération post-bulleuse est bien marquée (Fig. 47).

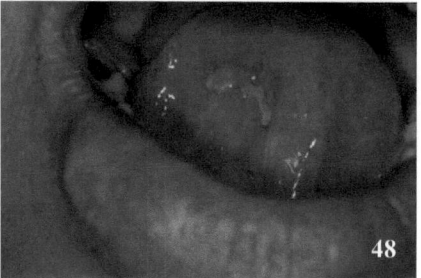

Fig. 48 : ♀, 28 ans, érythème polymorphe.
Lésion unique sur la face ventrale droite de la langue survenant une semaine après le développement d'un herpès labial récidivant ; la lésion herpétique, située à mi-distance entre la commissure droite et la ligne médiane, dont la cicatrisation est presque terminée est encore visible.

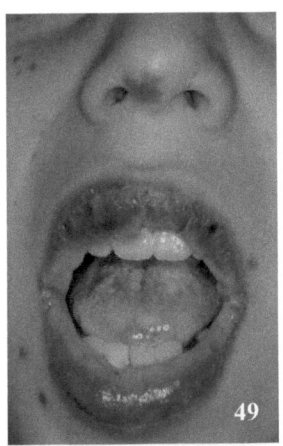

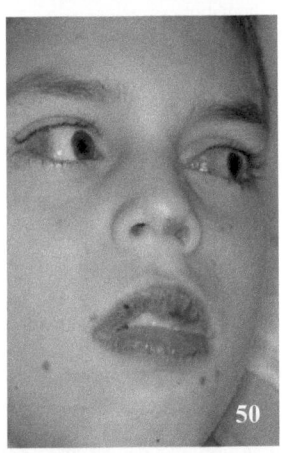

Fig. 49-51 : ♂, 10 ans, érythème polymorphe.
Dès le stade initial, l'atteinte buccale intéresse presque la totalité de la muqueuse buccale (y compris le dos de la langue) et de la demi-muqueuse labiale (Fig. 49). Les lésions cutanées qui sont discrètes, n'ont pas l'aspect caractéristique en cocarde. Il existe une atteinte conjonctivo-palpébrale (Fig. 50) et autour du méat urinaire. En 48 heures, des croûtes hématiques apparaissent sur les lèvres (Fig. 51). Cet érythème polymorphe qui est apparu au décours d'une pneumonie correspond à la description faite en 1922 par les pédiatres suédois Stevens et Johnson ; actuellement, les auteurs français considèrent que le syndrome de Stevens et Johnson est une forme particulière d'érythème polymorphe, pouvant également toucher les adultes, et qu'il comporte un risque d'évolution vers un syndrome de Lyell.

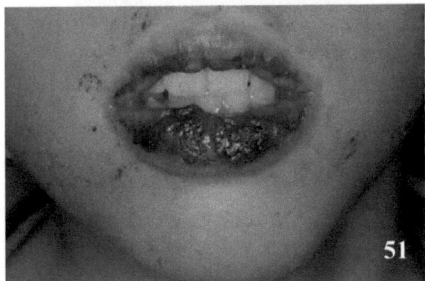

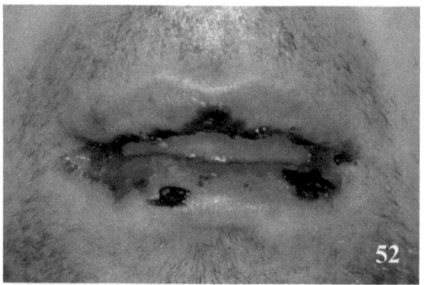

Fig. 52 : ♂, 31 ans, érythème polymorphe.
La demi-muqueuse labiale est en partie recouverte par des croûtes hématiques : cet aspect clinique constitue un bon élément d'orientation en présence de lésions buccales (plages érythémateuses et/ou ulcérations post-bulleuses recouvertes ou non par un épithélium décollé et nécrosé).

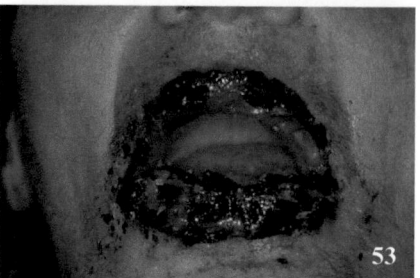

Fig. 53 : ♂, 35 ans, érythème polymorphe.
La demi-muqueuse labiale est recouverte en totalité par des croûtes hématiques très épaisses car ce sujet, atteint d'un SIDA, présente une thrombopénie.

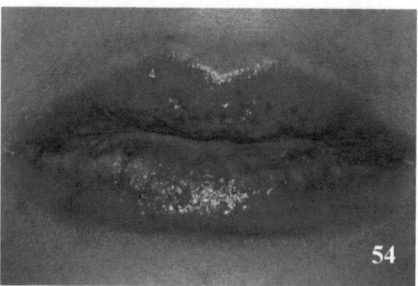

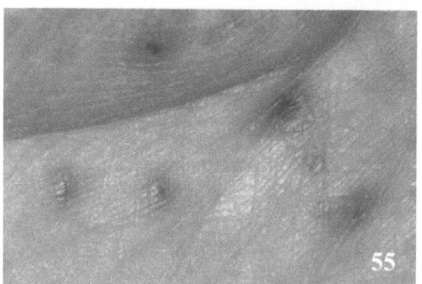

Fig. 54-57 : ♀, 24 ans, syndrome de Lyell.
Depuis quelques heures, cette patiente qui a pris divers AINS pour un état fébrile d'apparition récente, voit se développer des lésions cutanéo-muqueuses intéressant principalement la demi-muqueuse labiale inférieure ; elle est érythémateuse et recouverte partiellement par un enduit constitué par des cellules desquamées, de la fibrine et des leucocytes (Fig. 54). L'atteinte labiale est associée à quelques plages érythémateuses discrètes sur la muqueuse buccale. Il n'existe aucune lésion correspondant à une ulcération post-bulleuse. Simultanément, il est apparu des lésions maculeuses sur la paume des mains : elles sont composées d'une plage érythémateuse sans limites nettes, dont le centre est occupé par une zone arrondie rouge foncé ; parfois ces lésions sont associées à une desquamation (Fig. 55).

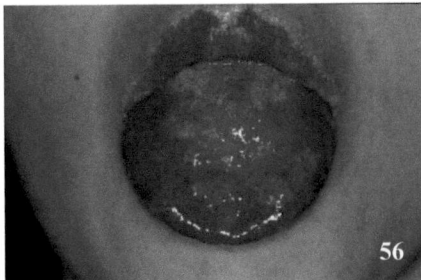

En quelques heures, ces lésions vont s'étendre pour réaliser un tableau clinique qui confirme le diagnostic de syndrome de Lyell suspecté initialement et qui avait conduit à l'hospitalisation immédiate de la patiente. La prise en charge précoce a probablement permis de stopper l'évolution et de limiter l'extension des lésions. Trois semaines après l'apparition des premières manifestations, les lésions muqueuses ont presque toutes disparues : la demi-muqueuse labiale est encore érythémateuse, la pointe de la langue érythémateuse et dépapillée (Fig. 56). De même pour les lésions cutanées, sauf celles des extrémités digitales où l'on constate une atteinte unguéale avec chute d'un ongle et coloration noirâtre de la matrice des autres ongles, et éventuellement de la peau du voisinage (Fig. 57). A long terme, il n'y aura aucune séquelle excepté une dépapillation persistante de la pointe de la langue.

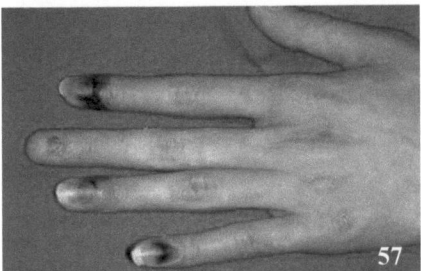

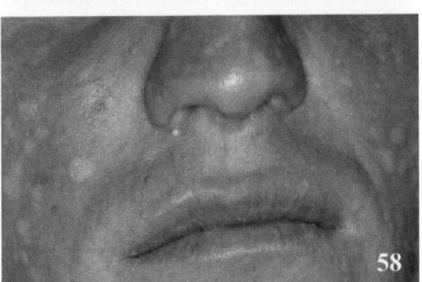

Fig. 58-63 : ♂, 23 ans, syndrome de Lyell.
Ce syndrome, secondaire à la prise de divers AINS pour traiter un état fébrile, est beaucoup plus sévère que dans le cas précédent. Il va persister de nombreuses séquelles : présence de plages de milium en grande quantité en particulier sur le visage (Fig. 58), synéchie palpébrale (Fig. 59).

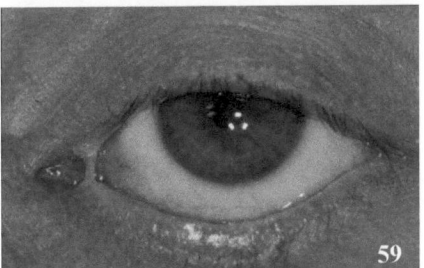

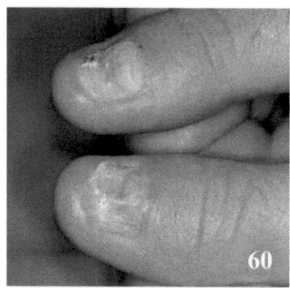

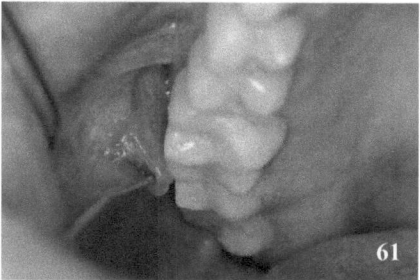

Dystrophie unguéale plus ou moins sévère touchant tous les ongles (Fig. 60), présence d'une bride dans la portion distale du canal de Sténon, empêchant son cathétérisme (Fig. 61), synéchie labio-gingivale (Fig. 62) qui a été éliminée chirurgicalement (Fig. 63).

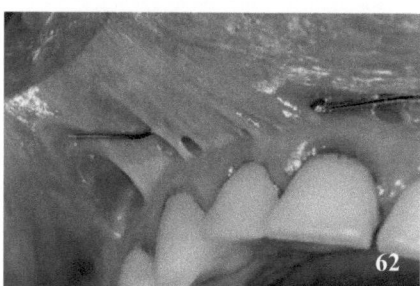

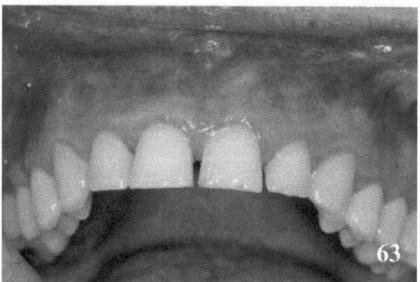

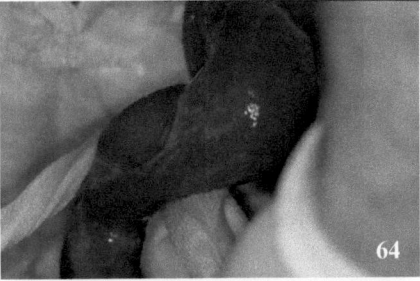
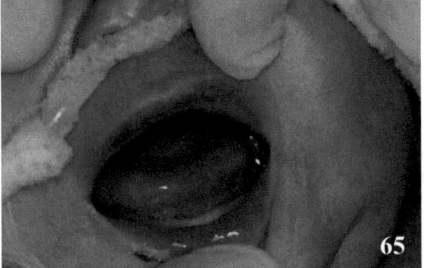

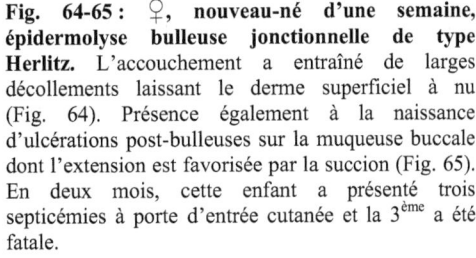

Fig. 64-65 : ♀, nouveau-né d'une semaine, **épidermolyse bulleuse jonctionnelle de type Herlitz.** L'accouchement a entraîné de larges décollements laissant le derme superficiel à nu (Fig. 64). Présence également à la naissance d'ulcérations post-bulleuses sur la muqueuse buccale dont l'extension est favorisée par la succion (Fig. 65). En deux mois, cette enfant a présenté trois septicémies à porte d'entrée cutanée et la 3ème a été fatale.

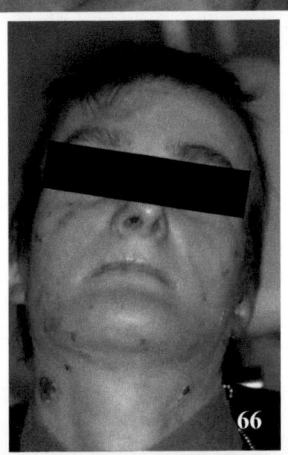
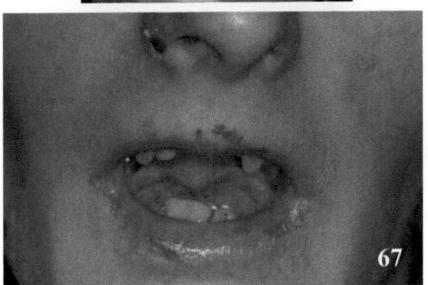

Fig. 66-68 : ♂, 16 ans, **épidermolyse bulleuse dystrophique (dermolytique), récessive, de type Hallopeau-Siemens.**
Les lésions cutanées présentes sur le visage correspondent à des lésions bulleuses en voie de cicatrisation (Fig. 66). Les lésions de la muqueuse buccale ont entraîné assez rapidement un rétrécissement de l'orifice buccal, une limitation de l'ouverture buccale, une diminution de la mobilité linguale (Fig. 67) ; les petites plages rouges sur la demi-muqueuse labiale inférieure correspondent à des bulles dont le contenu est hémorragique.

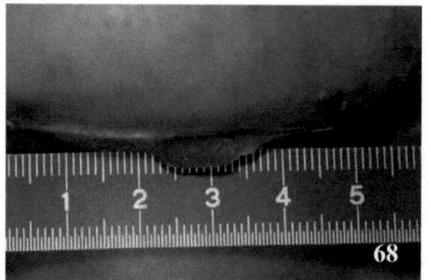

Un contact accidentel superficiel, dans la région sous-mentale, lors de soins bucco-dentaires, a entraîné la formation instantanée d'une bulle à contenu transparent (Fig. 68).

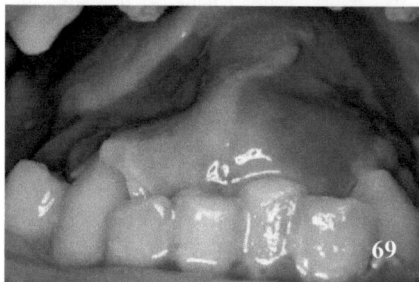

Fig. 69-72 : ♂, 22 ans, épidermolyse bulleuse dystrophique (dermolytique), récessive, de type Hallopeau-Siemens.
L'atrophie de la muqueuse s'accompagne d'une sclérose qui se traduit par une importante limitation de l'ouverture buccale avec perte complète de la mobilité linguale. Sur le dos de la langue, il existe deux larges ulcérations post-bulleuses en voie de cicatrisation (Fig. 69).

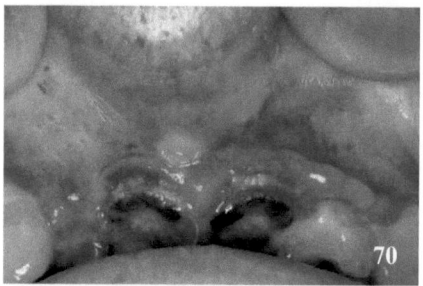

La scléroatrophie de la muqueuse buccale a entraîné une disparition presque complète des vestibules, ce qui constitue un autre facteur rendant les soins bucco-dentaires difficiles ; ceci va favoriser le développement de caries d'autant plus précoce qu'il existe souvent des anomalies de l'émail dans ce type d'épidermolyse (Fig. 70).

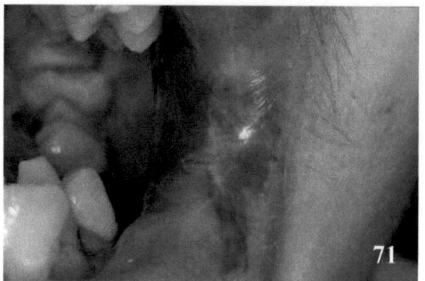

Pour réduire l'importance du traumatisme, la muqueuse labiale et jugale a été recouverte de vaseline avant l'extraction d'une molaire inférieure mais cette précaution n'a pas empêché la formation d'une large bulle à contenu hémorragique (Fig. 71).

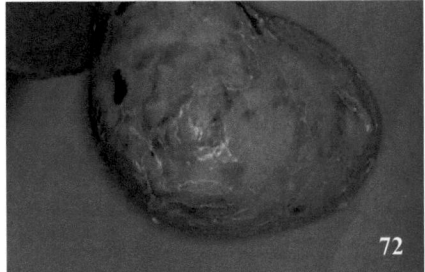

Sur les mains et les pieds, la répétition des bulles a entraîné une syndactylie complète de tous les doigts et de tous les orteils ; les mains et les pieds sont devenus des moignons (Fig. 72)

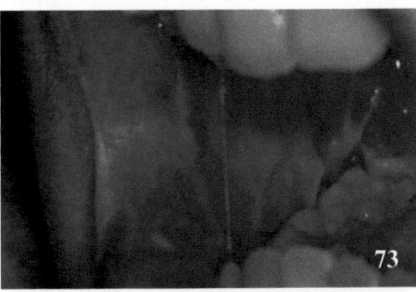

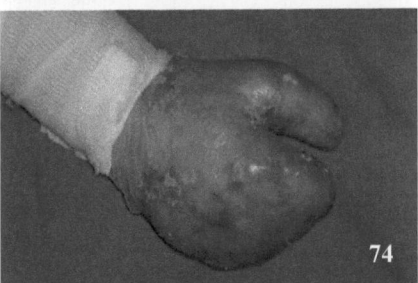

Fig. 73-74 : ♂, **9 ans, épidermolyse bulleuse dystrophique (dermolytique), récessive, de type Hallopeau-Siemens.**
Limitation de l'ouverture buccale (Fig. 73) et syndactylie complète des doigts (Fig. 74). Une intervention chirurgicale a permis de recréer un pouce afin d'améliorer la fonction.

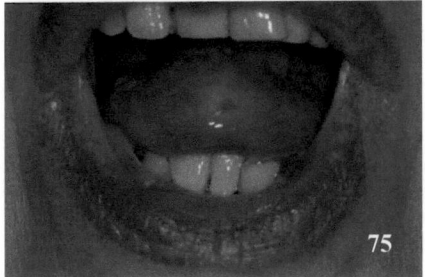

Fig. 75-76 : ♀, **56 ans, épidermolyse bulleuse dystrophique (dermolytique), récessive, dans sa forme dite non Hallopeau-Siemens.**
La sclérose est moins marquée que dans la forme classique dite de Hallopeau-Siemens : il existe néanmoins une limitation de l'ouverture buccale, une diminution de la mobilité linguale (Fig. 75).

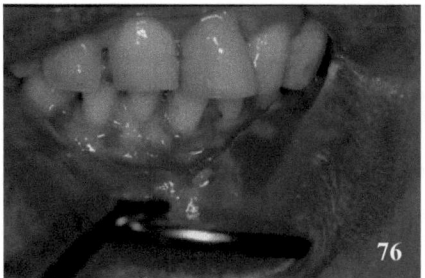

On observe également une diminution de la profondeur des vestibules avec la formation de brides (Fig. 76). Les lésions cutanées sont très discrètes et elles n'entraînent pas de séquelles invalidantes.

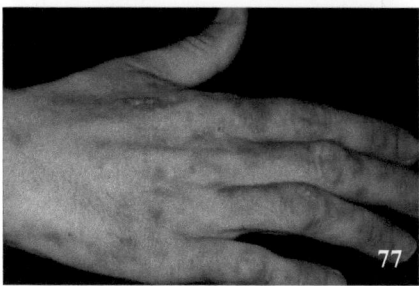

Fig. 77-78 : ♂, 38 ans, porphyrie cutanée tardive.
L'hyperfragilité cutanée se traduit par des bulles séreuses ou hémorragiques (décollement situé dans le tissu conjonctif sous-épithélial) et des érosions favorisées par des facteurs déclenchants (alcool, médicaments, rayons UV…). Les lésions siègent principalement sur les parties découvertes : les mains (Fig. 77) où elles sont également favorisées par les traumatismes et le visage, y compris la demi-muqueuse labiale (Fig. 78).

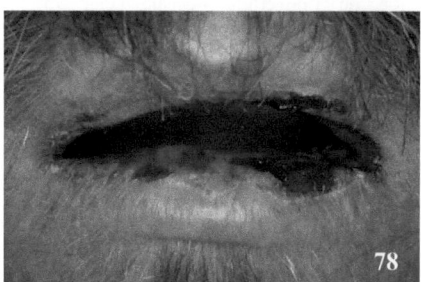

Fig. 79 : ♀, 38 ans, lichen plan bulleux.
Apparition d'une bulle unique sur la face interne de la joue (région postéro-médiane), surmontée d'une plage érythémateuse discrète. Le liquide de la bulle est très discrètement coloré par du sang. L'examen histopathologique a montré un aspect de lichen plan au niveau de la muqueuse au voisinage de l'élément bulleux. Il n'y avait aucune autre lésion cutanéo-muqueuse.

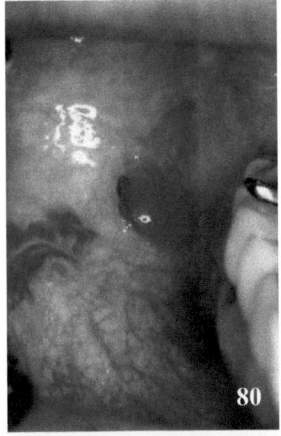

Fig. 80 : ♀, 54 ans, lichen plan bulleux.
Apparition de deux lésions bulleuses au cours de l'évolution d'un lichen plan buccal connu. Elles siègent dans la région jugale postéro-médiane ; l'une est intacte et contient un liquide teinté de sang, l'autre est rompue mais le toit encore présent retient un peu de liquide également teinté de sang.

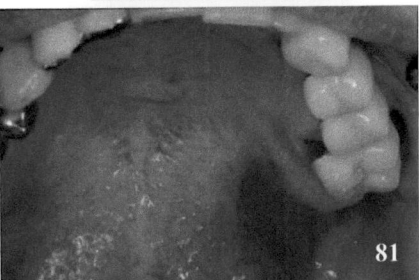

Fig. 81 : ♀, 34 ans, angina bullosa hemorrhagica.
Large bulle unique siégeant sur le voile, contenant un liquide hémorragique, d'apparition spontanée, le plus souvent au cours de l'alimentation.

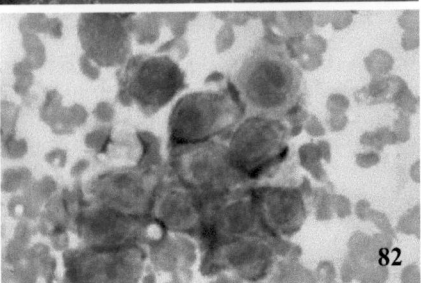

Fig. 82 : Cytodiagnostic de Tzanck.
Dans les lésions vésiculo-bulleuses, il peut apporter rapidement des éléments permettant une orientation diagnostique. Les cellules prélevées sur le plancher de la lésion sont étalées sur une lame porte-objet et colorées au May-Grunwald-Giemsa. Dans les dermatoses acantholytiques et la maladie de Grover, on observe des cellules épithéliales acantholytiques, arrondies avec un gros noyau et un cytoplasme basophile, condensé à la périphérie.

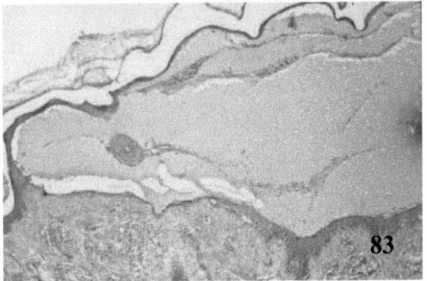

Fig. 83 : Aspect microscopique d'une bulle intacte sur la muqueuse buccale avec un décollement au-dessus de la couche basale.
Cet aspect (moitié gauche) fait évoquer le diagnostic de pemphigus vulgaire ; quelquesfois le plancher de la bulle comporte 2 à 3 couches de cellules moitié droite), voire plus dans la région des crêtes interpapillaires.

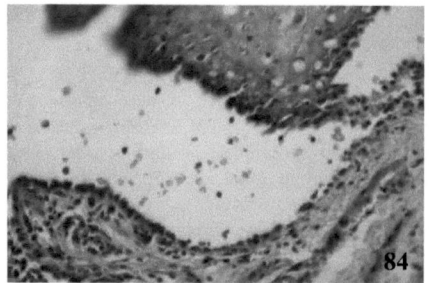

Fig. 84 : Bulle rompue avec le toit encore en place.
Dans la fente, on observe des cellules qui étaient libres dans le liquide : ce sont les cellules acantholytiques, caractéristiques du pemphigus vulgaire.

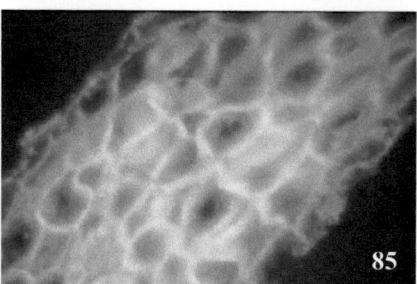

Fig. 85 : Examen en immunofluorescence directe.
Cet examen, réalisé sur un fragment biopsique prélevé en muqueuse saine, met en évidence un dépôt d'IgG et/ou de C3 sur la membrane cytoplasmique des kératinocytes, donnant une image en mailles de filet. Cet aspect est caractéristique des pemphigus : il permet de poser le diagnostic même en l'absence de cellules acantholytiques.

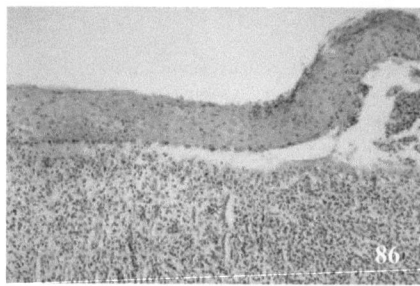

Fig. 86 : Aspect microscopique d'une bulle intacte sur la muqueuse buccale avec un décollement sous-épithélial.
Cet aspect n'est pas caractéristique de la pemphigoïde cicatricielle mais il permet d'évoquer le diagnostic.

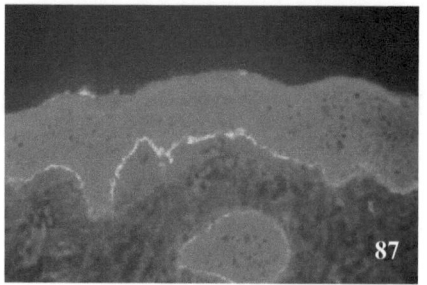

Fig. 87 : Examen en immunofluorescence directe.
Cet examen réalisé sur un fragment biopsique prélevé en muqueuse saine, met en évidence un dépôt d'IgG et/ou de C3 sur la membrane basale : cet aspect est caractéristique d'une pemphigoïde cicatricielle ou d'une pemphigoïde bulleuse.

8 Conclusion

Les principales maladies bulleuses, déjà décrites dans la Grèce antique, sont restées longtemps regroupées et leur identification a été réalisée il y a seulement quelques décennies. Maintenant chaque entité est parfaitement définie sur tous les plans : clinique, microscopique, biochimique et étiologique. Malgré ces progrès, leur traitement reste trop souvent décevant, certaines maladies bulleuses ont encore un pronostic sévère et peuvent avoir une évolution fatale.

Dans les maladies bulleuses, il y a bien souvent une atteinte de la muqueuse buccale ; elle peut même précéder l'apparition des lésions cutanées. En conséquence, une meilleure connaissance des lésions buccales doit permettre un diagnostic plus précoce. Le bilan de toute maladie bulleuse cutanée devrait comporter un examen attentif de la cavité buccale afin d'assurer une prise en charge adéquate des lésions muqueuses, sous peine de les voir persister alors que les lésions cutanées sont quasiment guéries.

9 Glossaire

α-cat	: α-caténine
β-cat	: β-caténine
A	: actine
BP180	: bullous pemphigoid antigen 180 kD ou antigène de la pemphigoïde 180 kD (= BPAg2)
BP230	: bullous pemphigoid antigen 230 kD ou antigène de la pemphigoïde 230 kD (= BPAg1)
BPAg1	: bullous pemphigoid antigen 1 ou antigène 1 de la pemphigoïde (230 kD) (= BP230)
BPAg2	: bullous pemphigoid antigen 2 ou antigène 2 de la pemphigoïde (180 kD) (=BP180)
DBAI	: dermatose bulleuse auto-immune
DP	: desmoplakine
Dsa	: desmocalmine
Dsc	: desmocolline
Dsg	: desmogléine
Dsk	: desmoyokine
Ecad	: E-cadhérine
F-actine	: filaments d'actine
FI	: filament intermédiaire ou intermediate filament
HD	: hémidesmosome
HDGC	: human desmoglein colon ou desmogléine humaine du colon
IFAP300	: intermediate filament and associated proteins of 300 kD ou filaments intermédiaires et protéines associées de 300 kD
IgA	: immunoglobuline A
IgG	: immunoglobuline G
JDE	: jonction dermo-épidermique
kD	: kilodalton
Kta	: kératocalmine
LAD-1	: linear IgA bullous dermatosis autoantigen ou auto-antigène linéaire des dermatoses Bulleuses (aussi appelé LABD Ag1 = linear IgA bullous dermatosis antigen 1 ou encore Ladinine)
HD1	: gène codant pour l'hémidesmosome 1
LP	: lichen plan
PB	: pemphigoïde bulleuse
PC	: pemphigoïde cicatricielle
PG	: plakoglobuline
PP	: plakophiline
PV	: pemphigus vulgaire
PVA	: pemphigus vulgaris antigen
V	: vinculine

10 Bibliographie

1. Alberts B, Bray D, Lewis J, Raff M, Roberts K, Watson J-D. Jonctions cellulaires, adhérence cellulaire et matrice extracellulaire (pp 949-1009). In: Biologie moléculaire de la cellule, 3e éd. B Alberts, D Bray, J Lewis, M Raff, K Roberts, J-D Watson. ed: Médecine-Sciences Flammarion, Paris 1995.
2. Allbritton JI, Nousari HC, Anhalt GJ. Anti-epiligrin (laminin 5) cicatricial pemphigoid. Br J Dermatol 1997; 137: 992-6.
3. Amagai M. Adhesion molecules. I: Keratinocyte-keratinocyte interactions; cadherins and pemphigus. J Invest Dermatol 1995; 104: 146-52.
4. Anderson JM. Molecular structure of tight junctions and their role in epithelial transport. News Physiol Sci 2001; 16: 126-30.
5. Anhalt GJ, Kim S, Stanley JR, Korman NJ, Jabs DA, Kory M, Izumi H, Ratrie H, Mutasim D, Ariss-Abdo L. Paraneoplastic pemphigus, an autoimmune mucocutaneous disease associated with neoplasia. N Engl J Med 1990; 323: 1729-35.
6. Balding SD, Prost C, Diaz LA, Bernard P, Bedane C, Aberdam D, Giudice GJ. Cicatricial pemphigoid autoantibodies react with multiple sites on the BP180 extracellular domain. J Invest Dermatol 1996; 106: 141-6.
7. Bastuji-Garin S, Joly P, Picard-Dahan C, Bernard P, Vaillant L, Pauwels C, Salagnac V, Lok C, Roujeau JC. Drugs associated with bullous pemphigoid. A case-control study. Arch Dermatol 1996; 132: 272-6.
8. Bédane C. Pemphigoïde cicatricielle (pp 642-46). In: Thérapeutique dermatologique, 2e éd. L Dubertret, S Aractingi, H Bachelez, C Bodemer, O Chosidow, B Cribier, P Joly. ed: Médecine-Sciences Flammarion, Paris 2001.
9. Bednarska-Chabowska D, Adamiec R, Pawlikowski A, Adamiec J. Selected problems of endothelial functions. II. The role of the selectines in the damage of vascular endothelium. Pol Merkuriusz Lek 2002; 12: 329-32.
10. Bernard P, Prost C, Durepaire N, Basset-Seguin N, Didierjean L, Saurat JH. The major cicatricial pemphigoid antigen is a 180-kD protein that shows immunologic cross-reactivities with the bullous pemphigoid antigen. J Invest Dermatol 1992; 99: 174-9.
11. Bernard P. Pemphigoïde Bulleuse (pp 638-42). In: Thérapeutique dermatologique, 2e éd. L Dubertret, S Aractingi, H Bachelez, C Bodemer, O Chosidow, B Cribier, P Joly. ed: Médecine-Sciences Flammarion, Paris 2001.
12. Bernard P, Bédane C, Bonnetblanc J-M, Borradori L. Maladies bulleuses sous-épidermiques acquises auto-immunes (pp 308-17). In: Dermatologie et infections sexuellement transmissibles, 4e éd. J-H Saurat, E Grosshans, P Laugier, J-M Lachapelle. ed: Masson, Paris 2004.
13. Beuret P. Manifestations buccales du pemphigus paranéoplasique, Thèse en médecine dentaire n° 634; Faculté de Médecine de Genève, 2004. http://www.unige.ch/cyberdocuments/theses2004/BeuretP/these.pdf
14. Bohn J, Jonsson S, Holst R. Successful treatment of recalcitrant cicatricial pemphigoid with a combination of plasma exchange and cyclophosphamide. Br J Dermatol 1999; 141: 536-40.
15. Borradori L, Sonnenberg A. Hemidesmosomes: roles in adhesion, signaling and human diseases. Curr Opin Cell Biol 1996; 8: 647-56.
16. Borradori L, Chavanas S, Schaapveld RQ, Gagnoux-Palacios L, Calafat J, Meneguzzi G, Sonnenberg A. Role of the bullous pemphigoid antigen 180 (BP180) in the assembly of hemidesmosomes and cell adhesion--reexpression of BP180 in generalized atrophic benign epidermolysis bullosa keratinocytes. Exp Cell Res 1998; 239: 463-76.
17. Borradori L, Sonnenberg A. Structure and function of hemidesmosomes: more than simple adhesion complexes. J Invest Dermatol 1999; 112: 411-8.

18. Brown RS, Krakow AM, Douglas T, Choksi SK. "Scalded mouth syndrome" caused by angiotensin converting enzyme inhibitors: two case reports. Oral Surg Oral Med Oral Pathol Oral Radiol Endod 1997; 83: 665-7.
19. Burgeson RE. Type VII collagen, anchoring fibrils, and epidermolysis bullosa. J Invest Dermatol 1993; 101: 252-5.
20. Buxton RS, Magee AI. Structure and interactions of desmosomal and other cadherins. Semin Cell Biol 1992; 3: 157-67.
21. Buxton RS, Cowin P, Franke WW, Garrod DR, Green KJ, King IA, Koch PJ, Magee AI, Rees DA, Stanley JR. Nomenclature of the desmosomal cadherins. J Cell Biol 1993; 121: 481-3.
22. Chan LS, Cooper KD. A novel immune-mediated subepidermal bullous dermatosis characterized by IgG autoantibodies to a lower lamina lucida component. Arch Dermatol 1994; 130: 343-7.
23. Chan LS, Majmudar AA, Tran HH, Meier F, Schaumburg-Lever G, Chen M, Anhalt G, Woodley DT, Marinkovich MP. Laminin-6 and laminin-5 are recognized by autoantibodies in a subset of cicatricial pemphigoid. J Invest Dermatol 1997; 108: 848-53.
24. Chavanas S, Gache Y, Tadini G, Pulkkinen L, Uitto J, Ortonne JP, Meneguzzi G. A homozygous in-frame deletion in the collagenous domain of bullous pemphigoid antigen BP180 (type XVII collagen) causes generalized atrophic benign epidermolysis bullosa. J Invest Dermatol 1997; 109: 74-8.
25. Cowin P, Burke B. Cytoskeleton-membrane interactions. Curr Opin Cell Biol 1996; 8: 56-65.
26. Degos R, Ciavatte J, Belajdi S. Bulles (pp 389-456). In: Dermatologie, R Degos, J Civatte, S Belaich. ed: Flammarion, Paris 1953.
27. Duperrat B. Bulles (pp 233-67). In: Précis de dermatologie, B Duperrat. ed: Masson, Paris 1959.
28. Elder D, Elenitsas R, Jaworsky C, Johnson BJ. Noninfectious vesicullous and vesiculopustular diseases (pp 218-32). In: Lever's Histopathology of the skin, 8e éd. D Elder. ed: Raven-Lippincott, Philadelphia 1997.
29. Fine JD. Management of acquired bullous skin diseases. N Engl J Med 1995; 333: 1475-84.
30. Fine JD, Eady RA, Bauer EA, Briggaman RA, Bruckner-Tuderman L, Christiano A, Heagerty A, Hintner H, Jonkman MF, McGrath J, McGuire J, Moshell A, Shimizu H, Tadini G, Uitto J. Revised classification system for inherited epidermolysis bullosa: Report of the Second International Consensus Meeting on diagnosis and classification of epidermolysis bullosa. J Am Acad Dermatol 2000; 42: 1051-66.
31. Fisher A. Quatre familles de molécules responsables de l'adhérence cellulaire. Med Sci 1991; 540-2.
32. Foisner R, Wiche G. Intermediate filament-associated proteins. Curr Opin Cell Biol 1991; 3: 75-81.
33. Fujimoto W, Ishida-Yamamoto A, Hsu R, Nagao Y, Iizuka H, Yancey KB, Arata J. Anti-epiligrin cicatricial pemphigoid: a case associated with gastric carcinoma and features resembling epidermolysis bullosa acquisita. Br J Dermatol 1998; 139: 682-7.
34. Garrod DR. Desmosomes and hemidesmosomes. Curr Opin Cell Biol 1993; 5: 30-40.
35. Garrod DR, Merritt AJ, Nie Z. Desmosomal cadherins. Curr Opin Cell Biol 2002; 14: 537-45.
36. Garrod DR, Merritt AJ, Nie Z. Desmosomal adhesion: structural basis, molecular mechanism and regulation (Review). Mol Membr Biol 2002; 19: 81-94.
37. Green KJ, Jones JC. Desmosomes and hemidesmosomes: structure and function of molecular components. Faseb J 1996; 10: 871-81.
38. Green KJ, Bohringer M, Gocken T, Jones JC. Intermediate filament associated proteins. Adv Protein Chem 2005; 70: 143-202.
39. Guillaume JC, Vaillant L, Bernard P, Picard C, Prost C, Labeille B, Guillot B, Foldes-Pauwels C, Prigent F, Joly P. Controlled trial of azathioprine and plasma exchange in addition to prednisolone in the treatment of bullous pemphigoid. Arch Dermatol 1993; 129: 49-53.

40. Hieda Y, Nishizawa Y, Uematsu J, Owaribe K. Identification of a new hemidesmosomal protein, HD1: a major, high molecular mass component of isolated hemidesmosomes. J Cell Biol 1992; 116: 1497-506.
41. Hsu RC, Lazarova Z, Lee HG, Tung YC, Yu HS. Antiepiligrin cicatricial pemphigoid. J Am Acad Dermatol 2000; 42: 841-4.
42. Humbel R-L. Autoanticorps et autoantigènes de la peau. GEAI, l'Info 2003; 6: 1-11 http://geai-lesautoanticorps.ifrance.com/GEAIinfo%206.pdf.
43. Jones JC, Asmuth J, Baker SE, Langhofer M, Roth SI, Hopkinson SB. Hemidesmosomes: extracellular matrix/intermediate filament connectors. Exp Cell Res 1994; 213: 1-11.
44. Kanitakis J. Techniques d'immunohistologie (pp 15-16). In: Dermatologie et infections sexuellement transmissibles, 4e éd. J-H Saurat, E Grosshans, P Laugier, J-M Lachapelle. ed: Masson, Paris 2004.
45. Kawahara Y, Amagai M, Ohata Y, Ishii K, Hasegawa Y, Hsu R, Yee C, Yancey KB, Nishikawa T. A case of cicatricial pemphigoid with simultaneous IgG autoantibodies against the 180 kd bullous pemphigoid antigen and laminin 5. J Am Acad Dermatol 1998; 38: 624-7.
46. Kemler R. Classical cadherins. Semin Cell Biol 1992; 3: 149-55.
47. Kirtschig G, Marinkovich MP, Burgeson RE, Yancey KB. Anti-basement membrane autoantibodies in patients with anti-epiligrin cicatricial pemphigoid bind the alpha subunit of laminin 5. J Invest Dermatol 1995; 105: 543-8.
48. Kitajima Y, Inoue S, Yaoita H. Effects of pemphigus antibody on the organization of microtubules and keratin-intermediate filaments in cultured human keratinocytes. Br J Dermatol 1986; 114: 171-9.
49. Kitajima Y, Nojiri M, Yamada T, Hirako Y, Owaribe K. Internalization of the 180 kDa bullous pemphigoid antigen as immune complexes in basal keratinocytes: an important early event in blister formation in bullous pemphigoid. Br J Dermatol 1998; 138: 71-6.
50. Kuffer R. Lésions blanches de la muqueuse buccale et des lèvres: kératoses, lichen plan. Encyc Med Chir Stomato-Odontol, 74; Paris 1973.
51. Kurpakus MA, Jones JC. A novel hemidesmosomal plaque component: tissue distribution and incorporation into assembling hemidesmosomes in an in vitro model. Exp Cell Res 1991; 194: 139-46.
52. Lazarova Z, Hsu R, Yee C, Yancey KB. Antiepiligrin cicatricial pemphigoid represents an autoimmune response to subunits present in laminin 5 (alpha3beta3gamma2). Br J Dermatol 1998; 139: 791-7.
53. Legan PK, Collins JE, Garrod DR. The molecular biology of desmosomes and hemidesmosomes: "what's in a name"? Bioessays 1992; 14: 385-93.
54. Leverkus M, Schmidt E, Lazarova Z, Brocker EB, Yancey KB, Zillikens D. Antiepiligrin cicatricial pemphigoid: an underdiagnosed entity within the spectrum of scarring autoimmune subepidermal bullous diseases? Arch Dermatol 1999; 135: 1091-8.
55. Leverkus M, Bhol K, Hirako Y, Pas H, Sitaru C, Baier G, Brocker EB, Jonkman MF, Ahmed AR, Zillikens D. Cicatricial pemphigoid with circulating autoantibodies to beta4 integrin, bullous pemphigoid 180 and bullous pemphigoid 230. Br J Dermatol 2001; 145: 998-1004.
56. Leverkus M, Georgi M, Nie Z, Hashimoto T, Brocker EB, Zillikens D. Cicatricial pemphigoid with circulating IgA and IgG autoantibodies to the central portion of the BP180 ectodomain: beneficial effect of adjuvant therapy with high-dose intravenous immunoglobulin. J Am Acad Dermatol 2002; 46: 116-22.
57. Mazzanti C, Gobello T, Posteraro P, Paradisi M, Meneguzzi G, Chinni L, Zambruno G. 180-kDa bullous pemphigoid antigen defective generalized atrophic benign epidermolysis bullosa: report of four cases with an unusually mild phenotype. Br J Dermatol 1998; 138: 859-66.
58. Mege RM. Les molécules d'adhérence cellulaire: molécules morphogénétiques. Med Sci 1991; 7: 544-52.

59. Meneguzzi G, Aberdam D, Vailly J, Ortonne JP. Hémidesmosomes, un complexe protéinique. Med Sci 1993; 9: 387-95.
60. Morel P, Guillaume JC. Treatment of bullous pemphigoid with prednisolone only: 0.75 mg/kg/day versus 1.25 mg/kg/day. A multicenter randomized study. Ann Dermatol Venereol 1984; 111: 925-8.
61. Mueller S, Klaus-Kovtun V, Stanley JR. A 230-kD basic protein is the major bullous pemphigoid antigen. J Invest Dermatol 1989; 92: 33-8.
62. Murakami H, Nishioka S, Setterfield J, Bhogal BS, Black MM, Zillikens D, Yancey KB, Balding SD, Giudice GJ, Diaz LA, Nishikawa T, Kiyokawa C, Hashimoto T. Analysis of antigens targeted by circulating IgG and IgA autoantibodies in 50 patients with cicatricial pemphigoid. J Dermatol Sci 1998; 17: 39-44.
63. Nicolas J, Michalaki H, Peyron E, Mazzanti C, Cozzani E, Schmitt D. Pathologie acquise de la jonction dermo-épidermique. Med Sci 1993; 9: 376-86.
64. Ortonne JP, Bahadoran P. Système d'adhésion intra-épidermique et dermo-épidermique. Med Therap 1996; 2: 167-73.
65. Ortonne JP, Meneguzzi G. Protéines des complexes hémidesmosomes-filaments d'ancrage et dermatoses bulleuses acquises et héréditaires. Med Therap 1999; 5: 663-8.
66. Price DT, Loscalzo J. Cellular adhesion molecules and atherogenesis. Am J Med 1999; 107: 85-97.
67. Rico MJ, Benning C, Weingart ES, Streilein RD, Hall RP, III. Characterization of skin cytokines in bullous pemphigoid and pemphigus vulgaris. Br J Dermatol 1999; 140: 1079-86.
68. Salas-Alanis JC, Mellerio JE, Amaya-Guerra M, Ashton GH, Eady RA, McGrath JA. Frameshift mutations in the type VII collagen gene (COL7A1) in five Mexican cousins with recessive dystrophic epidermolysis bullosa. Br J Dermatol 1998; 138: 852-6.
69. Saurat J-H, Borradori L. Les pemphigus (pp 299-307). In: Dermatologie et infections sexuellement transmissibles, 4e éd. J-H Saurat, E Grosshans, P Laugier, J-M Lachapelle. ed: Masson, Paris 2004.
70. Saurat J-H, Borradori L, Salomon D. Physiopathologie des systèmes de cohésion. Mécanismes de formation des bulles (pp 283-91). In: Dermatologie et infections sexuellement transmissibles, 4e éd. J-H Saurat, E Grosshans, P Laugier, J-M Lachapelle. ed: Masson, Paris 2004.
71. Saurat J-H, Lacour JP. Les épidermolyses bulleuses héréditaires (pp 292-98). In: Dermatologie et infections sexuellement transmissibles, 4e éd. J-H Saurat, E Grosshans, P Laugier, J-M Lachapelle. ed: Masson, Paris 2004.
72. Schwartz MA, Schaller MD, Ginsberg MH. Integrins: emerging paradigms of signal transduction. Ann Rev Cell Dev Biol 1995; 11: 549-99.
73. Setterfield J, Challacombe SJ, Black MM. Bullous pemphigoid localized to the mouth. Br J Dermatol 1997; 137: 825.
74. Setterfield J, Shirlaw PJ, Kerr-Muir M, Neill S, Bhogal BS, Morgan P, Tilling K, Challacombe SJ, Black MM. Mucous membrane pemphigoid: a dual circulating antibody response with IgG and IgA signifies a more severe and persistent disease. Br J Dermatol 1998; 138: 602-10.
75. Setterfield J, Shirlaw PJ, Bhogal BS, Tilling K, Challacombe SJ, Black MM. Cicatricial pemphigoid: serial titres of circulating IgG and IgA antibasement membrane antibodies correlate with disease activity. Br J Dermatol 1999; 140: 645-50.
76. Setterfield J, Shirlaw PJ, Lazarova Z, Bryant BM, Bhogal BS, Harman K, Challacombe SJ, Black MM. Paraneoplastic cicatricial pemphigoid. Br J Dermatol 1999; 141: 127-31.
77. Setterfield J, Theron J, Vaughan RW, Welsh KI, Mallon E, Wojnarowska F, Challacombe SJ, Black MM. Mucous membrane pemphigoid: HLA-DQB1*0301 is associated with all clinical sites of involvement and may be linked to antibasement membrane IgG production. Br J Dermatol 2001; 145: 406-14.

78. Siegel J, Eaglstein WH. High-dose methylprednisolone in the treatment of bullous pemphigoid. Arch Dermatol 1984; 120: 1157-65.
79. Skalli O, Jones JC, Gagescu R, Goldman RD. IFAP 300 is common to desmosomes and hemidesmosomes and is a possible linker of intermediate filaments to these junctions. J Cell Biol 1994; 125: 159-70.
80. Stanley JR. Pemphigus and pemphigoid as paradigms of organ-specific, autoantibody-mediated diseases. J Clin Invest 1989; 83: 1443-8.
81. Vaillant L, Carlotti A, Balaton A, De Muret A, Chevrant-Breton J, Larrègue M, Lorette G. Immunolabelling with antidesmoglein of an idiopathic and drug-induced pemphigus. Eur J Dermatol 1992; 2: 174-78.
82. Vaillant L, Meunier L. Autoimmune bullous skin diseases. Ann Dermatol Venereol 1997; 124: 46-56.
83. Vaillant L, Bernard P, Joly P, Prost C, Labeille B, Bedane C, Arbeille B, Thomine E, Bertrand P, Lok C, Roujeau JC. Evaluation of clinical criteria for diagnosis of bullous pemphigoid. French Bullous Study Group. Arch Dermatol 1998; 134: 1075-80.
84. Vaillant L. Maladies bulleuses auto-immunes de la muqueuse buccale. Rev Stomatol Chir Maxillofac 1999; 100: 230-9.
85. Vaillant L, Huttenberger B. Diagnostic d'une lésion blanche dans la bouche. Ann Dermatol Venereol 2002; 129: 343-5.
86. Wiche G, Gromov D, Donovan A, Castanon MJ, Fuchs E. Expression of plectin mutant cDNA in cultured cells indicates a role of COOH-terminal domain in intermediate filament association. J Cell Biol 1993; 121: 607-19.
87. Yancey KB. Adhesion molecules. II: Interactions of keratinocytes with epidermal basement membrane. J Invest Dermatol 1995; 104: 1008-14.
88. Yang HY, Lieska N, Goldman AE, Goldman RD. A 300,000-mol-wt intermediate filament-associated protein in baby hamster kidney (BHK-21) cells. J Cell Biol 1985; 100: 620-31.
89. Yin T, Green KJ. Regulation of desmosome assembly and adhesion. Semin Cell Dev Biol 2004; 15: 665-77.
90. Zhou S, Ferguson DJ, Allen J, Wojnarowska F. The localization of target antigens and autoantibodies in linear IgA disease is variable: correlation of immunogold electron microscopy and immunoblotting. Br J Dermatol 1998; 139: 591-7.

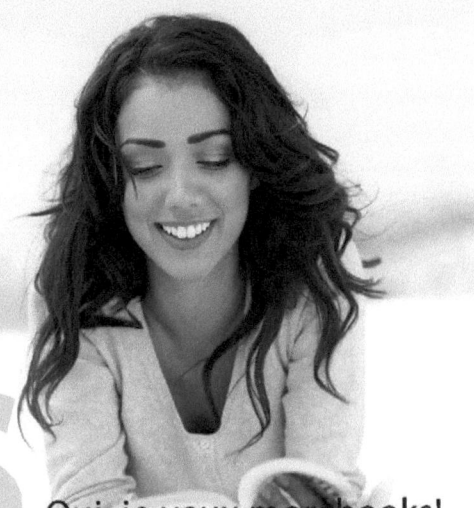

Oui, je veux morebooks!

i want morebooks!

Buy your books fast and straightforward online - at one of the world's fastest growing online book stores! Environmentally sound due to Print-on-Demand technologies.

Buy your books online at
www.get-morebooks.com

Achetez vos livres en ligne, vite et bien, sur l'une des librairies en ligne les plus performantes au monde!
En protégeant nos ressources et notre environnement grâce à l'impression à la demande.

La librairie en ligne pour acheter plus vite
www.morebooks.fr

OmniScriptum Marketing DEU GmbH
Heinrich-Böcking-Str. 6-8
D - 66121 Saarbrücken
Telefax: +49 681 93 81 567-9

info@omniscriptum.de
www.omniscriptum.de

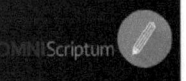

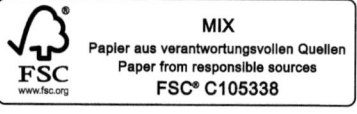

Printed by Books on Demand GmbH, Norderstedt / Germany